Carena Teufelhart

Mit den Sonnenblumen kommt der Herbst - und die Depressionen

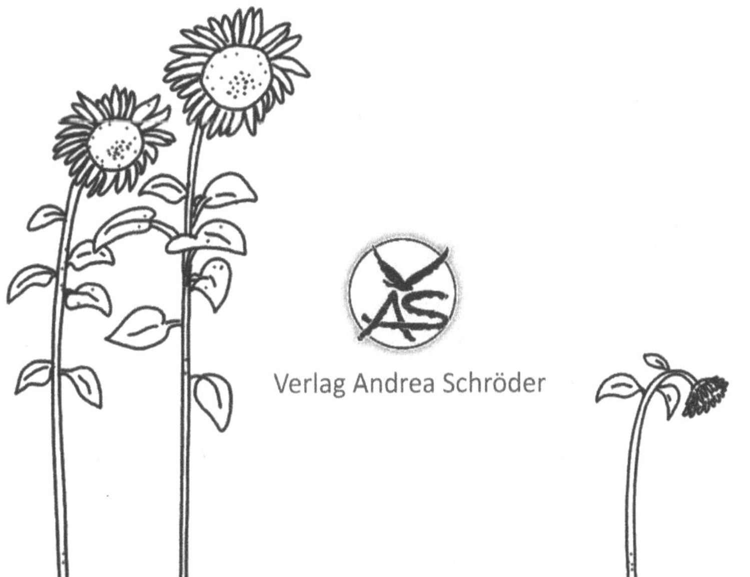

Verlag Andrea Schröder

Hinweis:
Aus Gründen der besseren Lesbarkeit wird bei Personenbezeichnungen und personenbezogenen Hauptwörtern in diesem Buch häufig die männliche Form verwendet. Diese Begriffe gelten im Sinne der Gleichbehandlung gleichermaßen für alle Geschlechter.

Bibliografische Information der Deutschen Bibliothek:

Die Deutsche Bibliothek verzeichnet diese Publikation in der Deutschen Nationalbibliografie. Detaillierte bibliografische Daten sind im Internet unter www.d-nb.de abrufbar.

Text: Carena Teufelhart
Grafik: Dunja Schnabel (www.dunjaschnabel.de)
Covergestaltung: Orlando Schnabel (www.grafixxdesign.de)
Coverfotografie: Olga Volodina (depositphotos)

ISBN 978-3-98648-023-3

1. Auflage

Verlag Andrea Schröder, Inhaber Jens Koch, Bernau
www.verlag-andreaschroeder.com

Mit den Sonnenblumen kommt der Herbst - und die Depressionen

Ich danke meiner großen Familie.

Inhalt

1. Einleitung

Wer dieses Buch in der Hand hält, interessiert sich für das Thema Depression (Burnout ist nicht das Gleiche, aber ähnlich). Es könnte sein, dass du selber an dieser Krankheit leidest. Vielleicht kennst du jemanden mit diesem Leiden. Oder gibt es in der Presse aktuell Berichte über eine bekannte Persönlichkeit, die Depressionen hat? Hat sich jemand deswegen sogar umgebracht?

Eine Personengruppe, über die die Medien berichteten, sind Sportler. Der Torwart Robert Enke, der Fußballspieler Andreas Biermann sowie der Skisprungweltmeister Sven Hannawald erkrankten an Depressionen.

„Am frühen Abend des 10. November 2009 nahm sich Enke an einem Bahnübergang im niedersächsischen Neustadt am Rübenberge-Eilvese, unweit seines Wohnorts Himmelreich, durch Schienensuizid das Leben. Noch zwei Tage zuvor hatte er am 12. Bundesliga-Spieltag beim 2:2 vor heimischer Kulisse gegen den Hamburger SV für Hannover 96 das Tor gehütet. In einer Pressekonferenz wurde bekanntgegeben, dass er seit 2003 mehrfach wegen Depressionen in psychiatrischer Behandlung gewesen war. In seinem Abschiedsbrief bat er Angehörige und Ärzte um Verzeihung." (Quelle: Robert Enke - https://de.wikipedia.org)

Kurze Zeit später gab es Nachrichten über den Fußballer Andreas Biermann.

„Am 20. November 2009 teilte Biermann in einer Pressekonferenz mit, dass er im Oktober desselben Jahres einen Suizidversuch unternommen und sich daraufhin wegen Depressio-

nen in stationäre Behandlung begeben habe. Der Suizid des Nationaltorwarts Robert Enke habe ihn zum Schritt an die Öffentlichkeit bewogen. Er gab dabei außerdem an, beinahe vom Glücksspiel abhängig geworden zu sein.“ (Quelle: Andreas Biermann (Fußballspieler, 1980) - https://de.wikipedia.org)
Am 18. Juli 2014 starb Biermann ebenfalls durch Suizid. Diese Zeilen machen nachdenklich. Wie konnte es soweit kommen?
Die Skisprungkarriere von Sven Hannawald wurde durch seine Depression schlagartig beendet. Er spricht offen über seine Krankheit. Ihm ist es gelungen sein Leben so zu verändern, dass er sich andere neue Ziele gesetzt hat. Heute ist er im Motorsport und fährt viele Rennen. Dabei hat er Ehrgeiz, setzt sich aber nicht unter Druck. So hat er seine Depression im Griff und kann weiterhin im Sport Leistungen erbringen.
Am 24. März 2015 zerschellte ein Flugzeug der Fluggesellschaft Germanwings an den Westalpen. Es war der Flug 9525 von Barcelona nach Düsseldorf. Es ist bekannt, dass der Kopilot das Flugzeug in suizidaler Absicht gegen die Berge flog. Es starben dabei 144 Flugpassagiere und sechs Besatzungsmitglieder. Keiner hat überlebt. Ein psychisch kranker Mensch zieht so viele Menschen mit in den Tod. Warum?
Es gibt Menschen, die sich offen zur Krankheit Depression bekennen. Im Gegensatz zu anderen Krankheiten sind es nicht viele. Ist doch die Depression eine psychische Krankheit, über die nicht gerne gesprochen wird. Es ist kein absolutes Tabuthema mehr, nachdem sich Menschen wie Sven Hannawald, Hartmut Engler (Pur-Sänger) und Prof. Miriam Meckel (deutsche Kommunikationswissenschaftlerin) zu dieser Krankheit bekennen. In einer Reportage von Spiegel TV im Jahr 2011 mit

dem Titel „Die gestresste Seele“ (Spiegel TV DVD Nr. 32: Die gestresste Seele - Ausgebrannt, Depression, Burnout) berichten sie über ihre Depressionen. Jeder hat sein eigenes Schicksal und berichtet, wie er damit umgeht. So haben sie sich ärztliche Hilfe geholt, ihr Leben geändert und Achtsamkeit gelernt.

Auch aus dem künstlerischen Bereich weiß man, dass der Maler Vincent van Gogh, die Schriftsteller Ernest Hemingway und Stefan Zweig (Doppelsuizid mit seiner Frau) und auch Marilyn Monroe mit Depressionen leben mussten.

Die österreichische Kaiserin Elisabeth, bekannt als Sissi, litt unter Gemütskrankheiten. So kommt es, dass man seit 1998 von einem „Sissi-Syndrom“ spricht, wenn Depressionen unter anderem mit Stimmungsschwankungen, rastlosen Aktivitäten und Sprunghaftigkeit auftreten.

Winston Churchill, ein Beispiel aus der Politik, wurde von Depressionen geplagt. Er spricht von seinem Schwarzen Hund. Das Bild vom Schwarzen Hund, der ihn sein Leben lang begleitet, dient zur Veranschaulichung seiner Krankheit. Das Buch „Mein Schwarzer Hund“ (Johnstone 2008) verbildlicht diese Ansichtsweise sehr schön.

Diese bekannten Menschen sind nur ein Bruchteil derer, die von der Diagnose einer Depression betroffen sind. Mutige Kranke haben über sich ein Buch geschrieben (Haig und Zeitz 2016; Hummels 2020; Meckel 2010; Meierhenrich 2018; Staudt und Erdorf 2014; van Violence 2018; Wendt 2016; Zingerle 2018). Diese beschreiben nicht nur die Krankheit, sondern helfen auch anderen Menschen. Da die Gefühle einer Depression mündlich sehr schwer zu formulieren sind, sind es

die geschriebenen Worte, die die Krankheit besser verstehen lassen.
Durch Berichte, Artikel und Bücher von Erkrankten fühlen sich die Betroffenen nicht mehr allein. Besser jedoch sind persönliche Kontakte mit depressiv erkrankten Personen. Sei es durch Bekannte, Selbsthilfegruppen oder Krankenhausaufenthalte. Jedes verständnisvolle Verhalten von Mitmenschen hilft, die Krankheit zu akzeptieren und gegen sie anzukämpfen. Besser noch: wer den Erkrankten zuhört, beobachtet und in Krisensituationen Beistand leistet, ist eine der Säulen zur Genesung.
Angehörige, Freunde und Bekannte haben die Möglichkeit, sich über die Krankheit zu informieren. Eine positive Einstellung zu psychischen Krankheiten kann dadurch entstehen. Es gilt zu akzeptieren, dass in unserer Gesellschaft nicht nur Krankheiten wie Krebs, Herzinfarkte oder Schlaganfälle zum Tode führen können, sondern auch schwere Depressionen. In Deutschland nehmen sich zirka 10.000 Menschen pro Jahr, so berichten das jedenfalls viele Medien, das Leben. Das sind mehr als es Verkehrstote pro Jahr gibt.
(Quelle: https://de.statista.com/statistik/daten/studie/318378/umfrage/anzahl-der-suizide-in-deutschland-im-vergleich-zu-ausgewaehlten-todesursachen/)
Depression ist eine von vielen psychischen Krankheiten. Oft ist sie nicht eindeutig abzugrenzen. So kann sie einhergehen mit Angstzuständen, Magersucht oder Alkoholismus. Kommen Depression und Manie zusammen, spricht man von einer bipolaren Störung: meine Diagnose seit über 20 Jahren.

2. Jeder hat sein Päckchen zu tragen

Jeder Mensch ist einzigartig. Wäre es nicht so, würde die Welt langweilig sein. So ist jedenfalls die allgemein verbreitete Meinung, der ich mich anschließe.
Um leben zu können, bedarf es bestimmter Grundvoraussetzungen. In der Krankenpflege werden diese als ATLs (Aktivitäten des täglichen Lebens) beschrieben.
„Die Aktivitäten des täglichen Lebens (ATL, auch ATLs) sind ein Grundbegriff der Gesundheits- und Krankenpflege. Sie bezeichnen wiederkehrende Tätigkeiten zur Erfüllung der physischen und psychischen menschlichen Grundbedürfnisse, die bei Erkrankungen und im Alter Schwierigkeiten bereiten können."
(Quelle: Aktivitäten des täglichen Lebens - https://de.wikipedia.org)
Die 12 Aktivitäten des alltäglichen Lebens sind:

- Atmen
- Sich bewegen
- Sich waschen und kleiden
- Essen und trinken
- Ausscheiden
- Körpertemperatur regulieren
- Für Sicherheit sorgen
- Ruhen und schlafen
- Sich beschäftigen
- Kommunizieren
- Sich als Frau oder Mann fühlen und verhalten
- Sinn finden

Um sich wohl zu fühlen, sollten diese Voraussetzungen gegeben sein. Bei jedem sind sie etwas anders ausgeprägt. Werden sie nicht erfüllt, kommt es zu Einschränkungen im Leben. Durch eine Krankheit ist mindestens eine Aktivität der Person beeinträchtigt. In der Pflege wird darauf geachtet, dass die Patienten die ATLs möglichst ausführen können.

Ein Beispiel: Ein Patient hat einen Beinbruch und kann nicht laufen. Er liegt im Krankenhaus. Die Aktivität des täglichen Lebens „Sich bewegen" ist eingeschränkt. Es ist ein schwerer Bruch und er muss im Bett liegen bleiben. Für die ATLs muss gesorgt werden. Damit er gut atmen kann, sollte er gut gelagert sein, damit seine Atemwege nicht beeinträchtigt werden. Kissen können da gut helfen. Beim „Sich waschen und kleiden" braucht er viel Hilfe. „Essen und Trinken" kann er nur im Sitzen. Dafür muss sein Oberkörper aufrecht sein. Im Krankenhaus sind alle Betten verstellbar. Es ist eine Einstellung als Oberkörperlehne möglich. „Ausscheiden" muss beobachtet werden. Wenn er nicht aufstehen kann, bleibt ihm nur die Bettpfanne. „Körpertemperatur regulieren" betrifft nicht nur Fieber, sondern auch nicht zu schwitzen oder zu frieren. Dabei helfen eine gut eingestellte Zimmertemperatur und eine Bettdecke. „Für Sicherheit sorgen" beinhaltet, den Patienten vor Gefahren zu schützen. Im Krankenhaus ist das unter anderem der Schutz vor Keimen. So ist eine Desinfektion der Hände des Krankenhauspersonals wichtig. Zum "Ruhen und Schlafen" sollte es keine störenden Geräusche geben. Um Langeweile zu verhindern, gibt es heutzutage in jedem Krankenzimmer einen Fernseher. Das Bedürfnis zu sprechen betrifft die ATL „Kommunizieren". Das Krankenhauspersonal redet mit dem Patienten. Besser sind natürlich Besucher, die sich mehr Zeit

nehmen können. „Sich als Frau oder Mann fühlen und verhalten“ betrifft unter anderem, die Intimsphäre zu schützen. Zum „Sinn finden“ können Gespräche beitragen.
Ist der Patient mit seinem gebrochenen Bein entlassen, wird er auf seine Aktivitäten des täglichen Lebens automatisch selber achten. Damit er sich trotzdem besser fortbewegen kann, gibt es Hilfsmittel. Das können Krücken, andere Gehilfen oder ein Rollstuhl sein. Trotz seiner Einschränkung ist es ihm damit ermöglicht, sich fortzubewegen. Es bestehen weitere Einschränkungen. Er wird nicht lange stehen können. Sitzgelegenheiten und ein Stuhl zum Auflegen des Beines sollten bereitstehen.
In Krankenhäusern und Altersheimen ist das Pflegepersonal für die Einhaltung der Grundbedürfnisse verantwortlich. Auch in der ambulanten Krankenpflege wird auf diese Bedürfnisse geachtet.
Jede Krankheit, ob orthopädisch, neurologisch, dermatologisch, gynäkologisch, geriatrisch etc. führt zur Verminderung der Aktivitäten des täglichen Lebens. In der Psychiatrie werden Patienten mit seelischen Leiden behandelt. Dazu gehören unter anderem Krankheiten wie Depressionen, Psychosen, Anorexie, Bulimie oder Borderline-Syndrom. Auch Hypochonder werden in der Psychiatrie behandelt.
Depressionen haben einen Einfluss auf die Aktivitäten des täglichen Lebens. Häufig ist am Anfang das „Ruhen und Schlafen“ gestört. Die Betroffenen können von ihrem Alltag und ihren Problemen nicht abschalten. Unruhe und das Kreisen von Gedanken (Kopfkino) führen dazu, dass sie schlecht einschlafen können. Auch nachts stören die Gedanken den Schlaf. Morgens viel früher aufzuwachen als gewöhnlich ist ebenfalls

belastend. Anstatt aufzustehen und den Tag zu beginnen, bleibt der depressive Mensch im Bett liegen. Er grübelt weiter. So beginnt die Spirale abwärts. Die Symptome häufen sich. Die Aktivitäten des täglichen Lebens kommen aus dem Gleichgewicht. Es kann so schlecht werden, dass der Betroffene nicht mehr aufsteht, sich nicht mehr wäscht, sich nicht mehr anzieht, kaum isst, sich nicht mehr beschäftigt und sich von allen Menschen zurückzieht. Beim Grübeln fängt er irgendwann an, sich nach dem Sinn des Lebens zu fragen. Er möchte das Leid nicht mehr ertragen. Alles scheint hoffnungslos. „Das Licht am Ende des Tunnels" ist nicht mehr zu sehen. Ihm tut körperlich nichts weh. Er hat keine körperlichen Schmerzen, aber er ist sehr krank.

Was ist Krankheit, was ist Gesundheit?

Die wohl bekannteste Definition von Gesundheit wurde durch die Weltgesundheitsorganisation (WHO) beschrieben: „Gesundheit ist ein Zustand vollkommenen körperlichen, geistigen und sozialen Wohlbefindens und nicht allein das Fehlen von Krankheit und Gebrechen." (Quelle: https://www.aerzteblatt.de/forum/116500)

Diese Beschreibung beinhaltet, dass es eine absolute Gesundheit nicht gibt. Schon als Brillenträger, Allergiker oder mit Kniebeschwerden ist man nicht völlig gesund. Dies heißt aber nicht, dass man im allgemeinen Sprachgebrauch krank ist.

„Krankheit, teils synonym mit Gebrechen, ist ein Zustand verminderter Leistungsfähigkeit, der auf Funktionsstörungen von einem oder mehreren Organen, der Psyche oder des gesamten Organismus beruht. Diese Störungen werden ihrerseits wahrscheinlich immer durch strukturelle Veränderungen von Zellen und Geweben hervorgerufen." (Quelle: Krankheit - https://de.wikipedia.org)

„Jeder hat sein Päckchen zu tragen." Krankheit, persönliche Probleme und vielleicht Sorgen begleiten das Leben. Sorgen kann man sich beispielsweise über die Gesundheit, die Zukunft oder Mitmenschen machen. Die Sorge ist ein Gefühl, das schwer zu beschreiben ist. Sie lastet auf der Seele. Eine Bedrohung der Existenz durch finanzielle Probleme oder der Verlust des Arbeitsplatzes kann belastend sein. Sorgen dauern meist lange an. Persönliche Probleme sind greifbarer und lassen sich eventuell lösen.

Ein Päckchen kann klein oder groß sein, leicht oder schwer. Haben zwei Pakete die gleiche Größe und sind voll mit Federn oder Steinen gefüllt, ist das Paket mit Federn leicht, das mit Steinen schwer. Pakete mit dem gleichen Gewicht von Federn und Steinen wären unterschiedlich groß.

Wie lässt sich eine Krankheit als Päckchen beschreiben?

Das Päckchen selbst ist die Krankheit. Sie kann einen kurzen Verlauf haben. Dann ist das Päckchen klein mit kurzen Seitenlängen. Der lange Krankheitsverlauf ist vergleichbar mit einem großen Päckchen mit langen Seitenlängen. Genau genommen wird es zu einem Paket.

Das Päckchen kann leicht oder schwer sein. Eine Krankheit kann mit leichten Krankheitszeichen vorkommen. Sie kann aber auch mit schweren Symptomen auftreten.

Ein kleines leichtes Päckchen ist zum Beispiel eine Erkältung. Sie dauert nicht lange und bereitet wenig Schmerzen.

Ein größeres und schwereres Päckchen könnte ein Knochenbruch sein. Die Heilung eines Bruches dauert Wochen und

Monate. Dabei können leichte bis starke Schmerzen auftreten.
Menschen mit chronischen Krankheiten wie Diabetes, Rheuma oder Nierenversagen lassen sich mit einem großen Paket beschreiben. Bei starken Symptomen wie Schmerzen oder Bewegungseinschränkungen ist es ein schweres Paket.
Eine Depression kann schnell vorüber gehen oder lange dauern. Sie kann mit leichten oder schweren Symptomen einhergehen. Leichte Symptome können Schlafstörungen, Erschöpfungsgefühl oder gedrückte Stimmung sein. Zu starken Symptomen gehören Traurigsein, Tränen, Konzentrations- und Aufmerksamkeitsstörungen, extrem schlechte Gefühle und Suizidalität.
Eine Depression kann akut oder chronisch sein. Sie kann weh tun oder schmerzfrei sein. Das Paket kann also alle Größen haben und unterschiedlich schwer sein.
Ein kleines, leichtes „Depressionspäckchen“ erlebt jeder im Laufe seines Lebens. Es gibt Situationen, in denen man sich schlecht und traurig fühlt. Diese Krise geht vorüber.

3. Mein steiniger Weg

Mir kommt es vor, als habe ich ein ganz großes Paket mit sehr vielen Steinen zu tragen. Meine größten Steine sehe ich in den Situationen, in denen meine psychische Krankheit Krankenhausaufenthalte notwendig macht.
Ich habe die Diagnose einer bipolaren affektiven Störung. Was beinhaltet bipolar? Es ist eine Erkrankung sowohl mit depressiven als auch manischen Phasen.
„Bipolare Störungen sind schwere chronisch verlaufende psychische Erkrankungen, die durch manische und depressive Stimmungsschwankungen charakterisiert sind. Die Manie stellt sich als übersteigertes Hochgefühl dar, und die Betroffenen sind gleichzeitig meist überaktiv, euphorisch oder gereizt." (Quelle: Was ist eine Bipolare Erkrankung? - www.neurologen-und-psychiater-im-netz.org)

3.1 Erster Stein

Alles begann schleichend. Typisch für eine Depression. Ich war nach Berlin umgezogen, da mein Mann beruflich dorthin versetzt wurde. Ich kannte Berlin. Ich habe da Verwandte und Freunde.

Für den Abschluss meines Biologiestudiums benötigte ich noch eine Diplomarbeit. Es war nicht schwer, einen Platz zu finden. Dieser war in einem Labor der medizinischen Forschung. Ich startete voller Elan. Nur langsam begriff ich, dass für die Umsetzung meines Themas die Voraussetzungen nicht gegeben waren. Ich sollte menschliche Knochenmarkszellen von Patienten mit einer bestimmten Krankheit untersuchen. Dazu stand ein spezielles Analysegerät zur Verfügung. Diese Methode finde ich immer noch toll! Es gab allerdings keine Proben. Es waren schon zahlreiche Untersuchungen mit Mäusen durchgeführt worden. Meine Aufgabe war es, diese Methode auf menschliches Knochenmark anzuwenden. Ich sollte Material von entsprechenden Patienten bekommen. Um überhaupt Messungen machen zu können, besorgte ich mir Proben aus einer anderen Abteilung. Es waren Knochenmarkszellen von Krebspatienten, bei denen häufiger Proben entnommen werden.

Von Beginn an war klar, dass die Experimente durch die Ethikkommission genehmigt werden mussten. Mein betreuender Professor wollte sich darum kümmern, tat es aber nicht. Hinzu kam, dass ich in zwei Instituten gleichzeitig arbeitete. In dem einen hatte ich meinen Büroplatz, in dem anderen machte ich meine Messungen. Ich gehörte zu keinem Labor richtig dazu.

Alles wuchs mir über den Kopf. Ich begann, schlecht zu schlafen. Ich dachte ständig an meine Diplomarbeit. Der Kontakt zu meinen Bekannten wurde immer weniger. Ich bekam das Gefühl, ihnen zur Last zu fallen. Wenn ich unglücklich war, hörte ich traurige Lieder. Dabei liefen mir häufig die Tränen. Auch in anderen Situationen kam dies immer öfter vor.

Natürlich bemerkte mein Ehemann, dass es mir immer schlechter ging. Er war immer für mich da, aber konnte meine Situation auch nicht ändern.

Die Gelegenheit, mit Verwandten eine Woche in Urlaub zu fahren, auch ohne meinen Ehemann, lenkte mich ab. Wieder zuhause waren alle Erholungseffekte schnell verflogen. Ich wechselte mit meinem Büroarbeitsplatz in das Labor, in dem ich auch die Messungen machte. Dort ging es mir auch nicht besser. Bald hatte ich das Gefühl, andere würden über mich reden.

Es kam der Tag x. Der Tag, an dem alles zusammenbrach und ich im Krankenhaus landete. Nach der Entlassung hatte ich die erste schwere depressive Episode überstanden. Es sollte leider nicht bei diesem einzigen Krankenhausaufenthalt bleiben. Als ich entlassen wurde, waren einige Monate vergangen. Das ist in der Psychiatrie keine Seltenheit. Ich wurde auf ein Medikament eingestellt. Psychopharmaka wirken erst nach Wochen, und in meinem Zustand musste ich stationär beobachtet werden.

Im Krankenhaus sprach ich mit Ärzten, Psychologen und Patienten. Letztere nahmen einen großen Raum ein und waren wichtig. Sie waren auch alle psychisch krank. „Geteiltes Leid ist halbes Leid".

Nach der Entlassung ging ich regemäßig zum Psychiater und zur Psychologin. Psychiater sind ausgebildete Ärzte, die den Facharzt für Psychiatrie haben. Sie dürfen Medikamente verschreiben. Ein Psychologe hat Psychologie studiert. Psychologen können als Therapeuten arbeiten. Dabei haben sie mehr Zeit, mit dem Patienten zu sprechen. Ich begann eine Psychotherapie mit dem Schwerpunkt Verhaltenstherapie.
Es war klar: „Das Eis ist noch dünn."
Wieder zuhause hatte ich massive Probleme im Alltag. Ich war unruhig, ungeduldig und unkonzentriert. Ich hatte weiterhin Stimmungsschwankungen, die allerdings nicht mehr so intensiv waren.
Meine Ungeduld zeigte sich zum Beispiel daran, dass ich einen einfachen Eierkuchenteig nicht machen konnte. Er klumpte, weil ich das Mehl nicht langsam und gleichmäßig verrührte. In solchen Situationen half mir mein Ehemann. Wir konnten letztendlich doch Eierpfannkuchen essen.
Das Thema Diplomarbeit war ständig präsent. In der Klinik musste ich lernen, von diesem Thema Abstand zu bekommen. Nachdem ich mich nach der schlimmsten Phase im Krankenhaus erholt hatte, wurde das Problem Diplomarbeit bearbeitet, wollte ich doch meinen Abschluss machen. Ich lernte, mir Hilfe zu holen. So half mir mein Ehemann, die Diplomarbeit handschriftlich zu formulieren. Es war vor dem Jahr 2000. Die Computer gab es noch nicht so lange. Nicht jeder Student hatte einen Computer. Ich hatte sogar Kommilitonen, die der Meinung waren, man würde diese in der Zukunft nicht brauchen. Bestimmt denken sie heute anders.
Um meine Diplomarbeit auf dem Computer zu schreiben, fuhr ich mit der S-Bahn zu meiner Schwester. Mit ihrer Unter-

stützung gelang es mir, die Arbeit zu Ende zu schreiben. Zum Glück hatte ich schon vor meinem Zusammenbruch alle mündlichen Prüfungen bestanden. Die Abgabe der Diplomarbeit wurde durch meine Krankheit verlängert. Mit der bestandenen Diplomarbeit hatte ich mein Studium beendet. Übrigens mit einer sehr guten Note.

Ein weiteres Beispiel für meinen schlechten Zustand beschreibt die Belastung, um zu meiner Schwester zu fahren. Wenn es mir richtig mies ging, hatte ich extreme Schwierigkeiten, mir eine Fahrkarte am Automaten zu kaufen. Ich wusste nicht mehr, wie das genau ging.

Bei der Psychotherapeutin, bei der ich in dieser Zeit viele Termine hatte, lernte ich, meinen Alltag zu organisieren. Das hauptsächliche Werkzeug, das ich bis heute verwende, war die Erstellung eines Wochenplanes. Was nehme ich mir für die nächste Woche vor? Nicht zu viel und nicht zu wenig. Der Tag ging positiv zu Ende, wenn ich meine Ziele erreichte. Wenn nicht, musste ich meine Planung ändern. Trotzdem machte das den Tag nicht schlecht. Es durfte nur nicht häufig vorkommen, sonst folgte eine Frustration.

3.2 Zweiter Stein

Ich war Ende 20, und wir wollten Kinder haben. Nach meiner Entlassung nahm ich ein Antidepressivum. Es versteht sich von selbst, dass eine Schwangerschaft möglichst ohne Medikamente am sichersten ist.

Mit meinem behandelnden Psychiater schlich ich dieses Medikament aus. Es dauerte nicht lange, bis ich schwanger wurde. Mit meinem Psychiater war ich von Anfang an unzufrieden. Er tat alles was ich wollte, ohne mich zu beraten oder Empfehlungen zu geben. Für mich war die Krankheit neu. Ich kannte mich nicht mit dieser Krankheit aus. Irgendwann „platzte mir der Kragen". Im Internet, das zu dieser Zeit erst aufkam, fand ich eine Adresse einer psychiatrischen Poliklinik. Das war das Beste, was mir passieren konnte. Ich fand eine Ärztin, die sich mit dem neuen Gebiet Schwangerschaft bei psychisch kranken Patienten beschäftigte.

Kurz bevor ich schwanger wurde, hatte ich als Einzelfallhelferin angefangen. Vor meinem Studium hatte ich eine Ausbildung als Kinderkrankenschwester gemacht. Als Einzelfallhelferin betreute ich einen behinderten überaktiven Jungen in einer Behindertenschule. Ich hatte Erfahrung, da ich während meines Studiums etwas Geld verdient hatte, indem ich ein behindertes Kind hütete. Da der neue Zögling in der Klasse nicht lange sitzen konnte und im ganzen Schulgebäude herumlief, blieb ich an seiner Seite.

Es war eine sehr schöne Zeit. Ich fühlte mich in der Schule sehr wohl. In dieser Umgebung spürte man die Liebe von Menschen, die für andere da sein wollen. Der Morgen begann mit einem Morgenkreis, in dem mit Gitarrenbegleitung gesungen

wurde. Ich lernte neue Kinderlieder und erlebte die Arbeit mit Behinderten in der Schule. Ich arbeitete dort, solange mein dicker Bauch dies erlaubte.
Da meine Stimmung trotzdem noch schwankte, verordnete mir meine neue Ärztin doch ein Antidepressivum, was man bei Schwangerschaften geben konnte. Sie wies mich darauf hin, dass ich ein hohes Risiko für eine Wochenbettdepression hatte.
So kam es leider auch. Ich hatte Schwierigkeiten beim Stillen und fand nicht die richtige Technik. Da in der Muttermilch das Medikament nachgewiesen wurde, stillte ich schnell ab. 10 Tage nach der Geburt ging zuhause gar nichts mehr. Ich war unsicher, meinen Sohn anzufassen, weil ich nicht wusste wie. Am Schlimmsten war aber, dass ich keine Gefühle mehr hatte. Als meine Hebamme mich beim Besuch nur verzweifelt und weinend sah, wurde die Einweisung ins Krankenhaus beschlossen.
Ich kam auf eine Station in der Psychiatrie mit Mutter–Kind-Zimmern. Anfangs ging es nur darum, mich wieder zu stabilisieren. Mein Ehemann versorgte ab dieser Zeit das Baby. Wie hat er das nur geschafft? Er bekam Hilfe von meiner Verwandtschaft, als er wieder arbeiten gehen musste. Das Baby musste täglich zu mir ins Krankenhaus gebracht und wieder abgeholt werden. Dies übernahm teilweise meine Mutter. Sie erzählte mir danach immer wieder stolz, wie alle Leute in der S- und U- Bahn das Kind bewunderten.
Natürlich bekam ich Besuch von meinem Ehemann mit Kind. Es dauerte aber eine Weile, bis ich wieder Gefühle entwickelte. Langsam wurde ich an meinen Sohn „gewöhnt“. Erst betreute ich ihn stundenweise. Ich übernahm langsam das

Füttern und Wickeln. Schließlich übernachtete mein Sohn auch in meinem Zimmer. Meine Mitpatienten, die keine Mutter-Kind-Probleme hatten, freuten sich über den Kleinen. Bei meiner Entlassung war es bei mir genauso.

Als mein Sohn einige Monate alt war, kam er in eine Kita. So hatte ich Zeit, mich beruflich zu orientieren. Als Diplombiologin war es schwer, eine Arbeit zu finden. Deshalb begannen die meisten von meinen Kommilitonen eine Doktorarbeit. Dies war für mich keine Option. Nach reiflicher Überlegung fasste ich den Entschluss, mich auf technische Assistentenstellen zu bewerben. So bekam ich eine Arbeitsstelle bei einer Firma, die in der Krebsforschung aktiv war. Für die, die eine ähnliche Tätigkeit ausführen: Ich arbeitete in der Zellkultur, machte Western Blots und FACS Analysen. Letzteres war die Methode, die ich für meine Diplomarbeit angewendet hatte.

Das Ziel, Methoden für die Behandlung von Krebs zu entwickeln, wurde nicht erreicht, denn die Firma wurde nach finanziellen Schwierigkeiten an eine englische Firma verkauft.

Ich bekam eine Abfindung und wurde arbeitslos. Ich bekam Arbeitslosengeld (60 Prozent des vorherigen Gehaltes). Man konnte ein Jahr arbeitslos sein. Danach gab es Harz IV. So waren zu dieser Zeit die gesetzlichen Regelungen.

3.3 Dritter Stein

Die ersten Monate in meiner Arbeitslosigkeit hatte ich mich wenig um eine neue Arbeitsstelle bemüht. Hatte ich doch meinen kleinen Sohn und keine Langeweile. Ich beschäftigte mich mit wissenschaftlichen Themen und las viel. Ich lese und sammle Biographien. Diese hauptsächlich von Wissenschaftlern, aber auch Politiker, Künstler und Schriftsteller sind dabei. Ich hatte dementsprechend genug Literatur. Ich wurde immer aktiver, mein Antrieb steigerte sich und ich wurde euphorisch.

Es ist seltener, dass Menschen in der manischen Phase ins Krankenhaus kommen als in einer depressiven. Schließlich geht es demjenigen so gut, dass er denkt, er könnte Berge versetzten. Er glaubt, alles erreichen zu können.

Ich habe eine aufmerksame Familie. Diese beobachtete mich und erkannte die Signale. Da ich mich nicht in einer vollen Manie befand, sondern in einer Vorstufe (Hypomanie), erkannte ich meine Situation selbst. Ich ging also ein drittes Mal ins Krankenhaus.

In dieser Zeit war ich noch in dem Jahr der Arbeitslosigkeit. Ich begann aber schon, neue Bewerbungen zu schreiben. Durch meinen Nachbarn wurde ich auf eine interessante Arbeitsstelle im Labor eines Krankenhauses aufmerksam gemacht.

3.4 Vierter Stein

Ich bekam die Stelle. Allerdings war ich gesundheitlich immer noch nicht stabil. So habe ich mein Vorstellungsgespräch für diese Stelle während eines Krankenhausaufenthalts gehabt. Über Krankheit darf nicht gefragt werden.
Die Klinik, die neu für mich war, hatte ein anderes Konzept als die vorherigen Krankenhäuser. Es wurde ein kurzer Aufenthalt, eine Krisenintervention für die Patienten angestrebt. Dies führte dazu, dass ich nach kurzer Zeit entlassen werden sollte. Ich war noch nicht bereit. Nach einer Woche Verlängerung musste ich gehen.

3.5 Fünfter Stein

Es dauerte genau fünf Tage bis zur neuen Einweisung. Ich wurde in dem Krankenhaus aufgenommen, in dem ich meine zweiten und dritten Krisen überstanden hatte. Ich war nicht lange dort. Ein innerer Druck, der sich schwer beschreiben lässt, war vorbei.

Nach meinem Vorstellungsgespräch hatte ich sehr schnell eine Zusage bekommen. Mein erster Arbeitstag sollte nach diesen Episoden sein. Ich konnte diesen Termin einhalten.

3.6 Lange kein Stein

Die letzten Seiten lesen sich, als wäre ich nur in Krankenhäusern gewesen. War ich auch viel. Sechs Jahre war der Zeitraum mit den fünf Steinen. Trotzdem ist mein beruflicher Lebenslauf lückenlos. Ich habe auch schon begonnen, einen „Krankenlauf" zu schreiben. Vielleicht kann ich ihn irgendwann gebrauchen. Wer weiß?

Es folgten viele Jahre, in denen mein Leben stabil blieb. Mit meinen Medikamenten war ich gut eingestellt.

Obwohl die Krankenhausaufenthalte in der Psychiatrie lange dauern, bestand mein Leben nicht nur aus Krankheit. Im Gegenteil! Dazwischen gab es noch reichlich Zeit für schöne Monate. Für mich und meine tolle Familie.

Wir sind in diesen Jahren zwei Mal umgezogen. Nach dem ersten Umzug wohnten wir direkt „vis-a-vis" der Familie meines Bruders. Wir lebten zur Miete und wollten gerne ein eigenes Haus haben. Es ergab sich, dass wir einen Bauplatz direkt in der Nähe fanden. Das hatte einen großen Vorteil. Als das Haus gebaut wurde, konnten wir täglich die Fortschritte beobachten. Mein Mann wurde zum Bauherrn, der sich belas und erkundigte und sich schließlich gut auskannte. Er verhandelte geschickt mit dem Architekten und der Baufirma. Wir haben dadurch viel Geld sparen können, und das Haus hat viel Wohnraum. Leider war ein zweites geplantes Kinderzimmer nicht notwendig. Hatte ich doch durch meine Krankheit mit Komplikationen für Mutter und Kind zu rechnen.

Dafür habe ich den besten Sohn und den besten Ehemann der Welt! Auch in meiner großen Familie, bestehend aus Schwestern und Brüdern, deren Ehepartnern und Kindern, verstehen wir uns gut. Ich werde dort immer Hilfe bekommen. Sie sind die Freunde fürs Leben. Einen Bruder mit seiner Familie eine Straße weiter wohnen zu haben, ist auch nicht selbstverständlich. Wohnen wir doch in einer Großstadt und nicht in einem Dorf, wo jeder jeden kennt.

Wir wohnen am Rande der Großstadt. Es ist allerdings fast wie ein Dorf. Ich höre ab und an noch einen Hahn krähen. Auch unsere derzeitige Briefträgerin kenne ich. So kommt es manchmal zu kleinen Schwätzchen durch den Zaun.

Viele Familienhäuser sind hier neu entstanden. Um uns herum wurden fast zeitgleich Häuser gebaut. Dies führte dazu, dass man sich gegenseitig half. Natürlich wurden Schubkarren, Sägen, Schläuche verliehen und geliehen. Da die Kinder ein ähnliches Alter haben (Kindergarten, Grundschule), spielten sie sehr viel miteinander. Es spielt sich besonders gut auf Erdhaufen. Es entstanden Freundschaften. Inzwischen sind fast alle erwachsen. Sie besuchten unterschiedliche Schulen und, wie das so ist, wurden die Interessen verschieden.

Das letzte, was sie zusammen spielten, war Nachbarschaftsfangen. Teilweise trafen sie sich auch im Dunkeln. Es war erlaubt, um die Häuser und in den Garagen zu spielen. Ich kenne ähnliches aus meiner Kindheit.

Es existiert ein Nachbarschaftsstammtisch. Dieser trifft sich einmal im Monat. Im Sommer in den Gärten zum Grillen, im Winter in verschiedenen Restaurants.

Zur Gartensaison sehen sich alle Nachbarn regelmäßig. Leider trifft das im Winter weniger zu. In dieser Zeit bin ich häufiger mit meinem Ehemann unterwegs. Wir gehen gerne in Museen und Ausstellungen. Da gibt es in einer Großstadt viele

Möglichkeiten. Häufig sind diese Besuche sehr geschichtsreich, denn mein Mann ist ein „wandelndes Geschichtsbuch".
Ich mache auch alleine Ausflüge. Damit habe ich kein Problem. Manchmal ist es sogar anstrengender für mich, mit einer Gruppe unterwegs zu sein. Auf Veranstaltungen wie Straßenfesten und Open-Air-Konzerten bin ich alleine viel flexibler.
Ich bin früher häufig alleine gereist. Besonders oft habe ich Verwandte besucht. Sie sind über viele deutsche Städte verteilt. In der Schulzeit und während des Studiums hatte ich noch mehr Zeit. In der Berufswelt sind 30 Tage Urlaub im Jahr viel zu wenig.
Von der Welt habe ich auch schon einiges gesehen. Ich habe zahlreiche Verwandte im Ausland. Inzwischen sind viele verstorben und ich bin froh, sie wenigstens einmal besucht zu haben.
Als mein Sohn noch klein war, machten wir familienfreundliche Urlaube in Ferienanlagen am Meer. Das war immer erholsam und stressfrei. Alles ist kinderfreundlich mit Spielplätzen, Kinderbetreuung sowie Pizza, Spaghetti und Pommes. Unseren Sprössling haben wir leider nicht gesund erzogen.
Als mein Sohn älter war, machten wir Fernreisen. Meist buchten wir Rundreisen.
Ich war elfeinhalb Jahre stabil. Ich wechselte einmal die Arbeitsstelle. Zum einen wollte ich keine Tierversuche mehr machen, zum anderen hatte ich nur Zeitverträge. Jedes Mal, wenn ein Vertrag auslief, ärgerte ich mich monatelang vorher. Eigentlich dürfen Zeitverträge nur dreimal verlängert werden. Dann muss es eine Festanstellung geben. In der Wissenschaft arbeitet man in Projekten. Wechselt man in ein anderes Projekt, ist das, als habe man eine neue Stelle angefangen. Ich

empfinde das als sehr ungerecht. Es hängt die Lebensplanung damit zusammen. Mit einer nicht gesicherten Arbeitsstelle ist es offen, ob man am Wohnort bleiben kann. Die Familienplanung ist schwieriger und eine finanzielle Sicherheit ist ebenfalls nicht gegeben.
Ich habe mich nach einer anderen Arbeitsstelle umgesehen. Es dauerte nicht lange, da fing ich in einem großen Institut an. Hier bekam ich nach einiger Zeit eine Festanstellung.

3.7 Sechster Stein

Alles hätte so weiter gehen können. Aber Psychopharmaka haben eine Menge Nebenwirkungen. Nach vielen Jahren wurde meine Nierenfunktion etwas schlechter. Das ist eine bekannte Nebenwirkung von einem Medikament (Quilonum ret®), das ich damals nahm. So beschloss ich in Absprache mit meiner Ärztin, dieses Medikament auszuschleichen.

Meine Stimmung wurde schlechter. Bei der Arbeit hatte ich schon vorher Probleme mit einer Arbeitskollegin. Ich saß mit ihr in einem Büro. Ich fühlte mich an meinem Schreibtisch beobachtet und unwohl. Ich vermied, an meinem Computer zu sitzen und hielt mich meist im Labor auf. Diese Verhaltensweise entwickelte sich schleichend. Anfangs vertrugen wir uns gut. Dann wurde unsere Zusammenarbeit immer schlechter. Ich vergaß einmal ihren Geburtstag. Es kann sein, dass sie mir das sehr übelgenommen hat. Ich weiß es nicht genau. Jedenfalls sagten wir uns irgendwann nur „Guten Morgen" und „Tschüss". Diese Situation hat mich sehr belastet. Erst im Nachhinein wird mir klar, welch gravierenden Einfluss diese Situation auf mich hatte. Ich ging trotzdem gerne zur Arbeit.

Nachdem ich mit meinem Ehemann im Spätherbst einen schönen Urlaub in Ostasien gemacht hatte, wurde ich einige Wochen später, kurz vor Weihnachten, wieder in ein Krankenhaus eingewiesen. Bedauerlicherweise gab es das Krankenhaus, in dem ich sehr gute Erfahrungen machte, nicht mehr. So kam ich in eine andere Klinik.

Seitdem ich entlassen bin, habe ich noch große Probleme. Meine Stimmungen schwanken sehr. Zudem habe ich Gedächtnis- und Konzentrationsprobleme.

4. Die Spirale abwärts und die Gefühlsachterbahn

Wer schon einmal eine depressive Phase erlebt hat, weiß genau, was die Spirale abwärts bedeutet. Sie beinhaltet einen tückischen, immer schlechter werdenden Zustand. Tückisch, weil das Empfinden sich ganz langsam verändern kann. So werden die ersten Anzeichen nicht erkannt.

Eine genaue Beschreibung der seelischen Spirale abwärts ist: die Wiederholung eines Geschehens, Zustandes, die immer auf einem jeweils niedrigeren Niveau beginnt. Diesen Satz muss man vielleicht mehrmals lesen, um zu verstehen, wie komprimiert er für alle Spiralen gilt. Jede individuelle Spirale ist damit eingeschlossen.

Manche Menschen beschreiben die Spirale abwärts als Teufelskreis. Dies ist aber nicht das Gleiche. Hat doch der Kreis mathematisch gesehen einen bestimmten Radius. Er wird von sich aus nicht größer oder kleiner. Es gibt keinen Anfang und kein Ende. Der Teufelskreis Circulus vitiosus beschreibt immer wiederkehrende Situationen, die endlos sind. Es besteht eine ausweglose Situation, bei der sich Ursache und Wirkung einer Sache gegenseitig verstärken. Gelingt es, den Kreis einmal zu durchbrechen, verändert sich die Lage schlagartig.

Ich habe mehrmals gelesen, dass viele depressive Menschen eine besondere Neigung zur Mathematik haben. Das kann natürlich ein Zufall sein. Bei mir trifft es jedenfalls zu. Ich kaufe immer wieder Bücher, die sich mit mathematischen Themen beschäftigen.

Die Mathematik ist eine Wissenschaft, die sich mit Zahlen und Geometrie beschäftigt. Sie versucht, logische Definitionen zu finden und diese zu beweisen. Viele Menschen mögen keine Mathematik. Dabei begleitet sie uns das ganze Leben. Ein Beispiel ist das Geld. Man vergleicht beim Einkaufen die Preise. Sie bestehen aus Zahlen, mit denen man wiederum rechnet. Bezahlt man an der Kasse mit Bargeld, hält man in der Hand rechteckige Scheine oder rundes Kleingeld. Im Alltag steckt so viel Mathematik, die wir uns aber nicht bewusst machen. Einfache Rechenaufgaben wie Addieren und Subtrahieren führen wir automatisch durch. Mit Algorithmen befassen sich die Experten.

Der Mensch unterscheidet sich vom Tier unter anderem, weil er in der Lage ist, abstrakt zu denken. Dazu gehört die Mathematik. Mit ihr kann er Dinge genauer beschreiben, messen und vergleichen. Sie kann auch als Werkzeug für andere Fachbereiche dienen, um diese zu beschreiben. Meiner Meinung nach könnte man in der Psychologie die Geometrie mehr benutzen, um psychische Situationen darzustellen und genauer zu beschreiben. Symbole wie eine Spirale können helfen, Dinge zu veranschaulichen.

Bei der Spirale abwärts wird der Radius wie beim Strudel immer kleiner. Mathematisch ist die Spirale eine um einen Punkt verlaufende Kurve, die sich vom Zentrum immer weiter entfernt bzw. annähert. Spiralen gibt es in der Natur, und sie stehen unter anderem symbolisch für psychologische und soziale Veränderungen. In der Psychologie werden die Verschlechterungen von Gefühlen, Verhalten und Gedanken mit der Abwärtsspirale versinnbildlicht. Soziale Abstürze, die das Zusammenleben der Menschen betreffen, bewirken einen Abwärtstrend. Auch politische und ökonomische Prozesse gehören dazu.

Das Vorkommen der Spiralen in der Natur sieht man, wenn man genau hinschaut. Sie treten nicht blindlings auf, sondern haben meist eine bestimmte, berechenbare Anordnung. Die entstehenden geometrischen Formen wirken auf den Betrachter besonders harmonisch.
Mit Fibonacci-Zahlen (1, 1, 2, 3, 5, 8, 13, 21, 34, 55, 89 ...) kann man besondere Spiralen zeichnen. Ein Schneckenhaus, Anordnungen der Blätter bei Pflanzen, Wirbelstürme und sogar Galaxien können so aufgebaut sein. Wer einen Blumenkohl oder Brokkoli zum Mittagessen auf dem Tisch hat, kann sich hier weitere Bespiele ansehen. Das meist genannte Beispiel für das Auftreten der Fibonacci-Zahlen ist die Sonnenblume, bei der die Samen in 34 linksdrehenden und 55 rechtsdrehenden Spiralarmen angeordnet sind. Sowohl 34 als auch 55 sind Fibonacci-Zahlen. Das Verhältnis dieser Zahlen heißt Goldener Schnitt. Gegenstände, bei denen die Seitenverhältnisse dem Goldenen Schnitt entsprechen, werden von Menschen als besonders harmonisch empfunden.
– Mit den Sonnenblumen kommt der Herbst - und die Depressionen –
Im Herbst, wenn die gelben Sonnenblumen im Garten wachsen, werden die hellen Stunden am Tag weniger. Dies führt bei vielen Menschen zur Verschlechterung der Stimmung, besonders an trüben Tagen. Die Sonnenstrahlen schaffen es nicht durch die Wolken und eventuellen Nebel. Man weiß, dass das Hormon Melatonin, das unter anderem die Stimmung beeinflusst, bei schlechtem Wetter weniger gebildet wird. Dies kann die Laune verschlechtern.
Viele Depressionen zeigen sich im Herbst und Winter. Eine weitere Belastung kann für empfindliche Personen die Weih-

nachtszeit sein. In diesen Wochen treten emotionale Momente besonders häufig auf. Die Vorbereitungen für das Weihnachtsfest sind anstrengend. Die Familie kommt zusammen, Freunde und Bekannte verhalten sich anders als gewohnt. Das Schenken ist unpersönlicher geworden. Geld und Gutscheine sind bei Erwachsenen willkommener als selbst angefertigte Mitbringsel. Besonders sind es die Kinder, die sich noch über Geschenke freuen können.

Wer berufstätig ist, Mitglied in Vereinen ist oder in sozialen Gruppen, wird auf Weihnachtsfeiern gehen. Das kann sehr schön sein, aber auch anstrengend. Die Menschen lernen sich besser kennen, was die Gemeinschaft fördert. Geschmückte Räume und Gärten, die viele Lichterketten beinhalten, geben Licht, aber ersetzten die Sonne nicht.

In den dunklen Jahreszeiten ist die Suizidrate besonders hoch. Die Spirale abwärts endet hier. Soweit sollte es nicht kommen. Eine ärztliche und psychologische Behandlung kann dies verhindern. Wer die Spirale rechtzeitig erkennt, kann dagegen kämpfen und die Richtung ändern. Ohne professionelle Hilfe ist das sehr schwer.

Die Spirale abwärts hat nicht nur ein Ende, sondern auch einen Anfang. Wer merkt, dass die Spirale beginnt, hat gute Chancen, das Abgleiten zu stoppen. Wer seine Gefühle beobachtet, kann gute und schlechte erkennen. Gegen schlechte Gefühle helfen vielleicht Verhaltensänderungen. Mehr Aktivitäten im Freien, Sport oder künstlerische Betätigungen können helfen. Dinge mehr zu genießen, hilft das Positive im Leben zu sehen. Besondere soziale Kontakte sind eine wichtige Komponente. Verwandte und Freunde können uns auf auffälliges Benehmen hinweisen. Dies kann zuerst verletzend sein. Kritik wird häufig auf etwas Schlechtes bezogen. Es gibt aber auch positive! Kritik kann helfen, sich selbst zu überprüfen. Vielleicht haben andere Recht. Man kann konstruktiv darauf reagieren. Es ist möglich, sich selber genauer zu beobachten und gewissenhafter sein Leben zu gestalten (Achtsamkeit). Die Menschen, die offen mit einem sprechen und Hilfe anbieten, haben meiner Meinung nach einem guten Charakter. Dies sind die wahren Freunde. Die Hinweise, die gegeben werden, sollte man annehmen. Die Gespräche zu vertiefen, kann noch mehr Informationen über sich selbst liefern.

Wer am Anfang steht und sein Leben mit positiven Dingen erfüllt, wird davon profitieren. Am Leben sollte man sich erfreuen. Das kann sehr schwierig sein, wenn das Schicksal Krankheit, Not und Tod bringt. Diese können ein Auslöser sein für den Beginn der Spirale. Auch hier gilt es, sich nicht unterkriegen zu lassen.

Ich habe einige Spiralen im Laufe meines Lebens erlebt. Sie endeten, wie beschrieben, mit einem Stein. Ich kann mich nicht mehr an jeden Verlauf der Krisen erinnern. Im Laufe der Zeit sind sie verschwommen. Trotzdem ist mir die erste Spirale besonders im Gedächtnis geblieben. Sie war die intensivste. Sie war lang, hatte viele Windungen und war aus hartem Stahl. Es war der Beginn meiner „Krankheitskarriere". Das Ende einer beruflichen Karriere, was nicht heißt, dass ich nicht arbeiten gehe. Ich mag meinen Beruf.

Meine erste Spirale könnte man als Burnout beschreiben. Am Ende meines Studiums kamen die Probleme, die ich nicht bewältigen konnte. Ich habe nicht erkannt, dass meine Situation immer aussichtsloser wurde. Die „Stufen des Burnouts nach

Freudenberger" („Burn-out Entwicklung nach Freudenberger | Burnout Prävention", Quelle: https://www.burn-out-praevention.net/burn-out-entwicklung-nach-freudenberger/) treffen genau auf meine Situation zu.
Diese sind:

1. Zwang, sich zu beweisen
2. Verstärkter Einsatz
3. Subtile Vernachlässigung der Bedürfnisse
4. Verdrängung von Konflikten und Bedürfnissen
5. Umdeutung von Werten
6. Verleugnung von Problemen
7. Rückzug
8. Sichtbare Verhaltensänderungen
9. Personalisierung
10. Innere Leere
11. Depression
12. Völlige Erschöpfung

Die zweite Spirale dagegen entstand durch eine völlig andere Ursache. Die Geburt meines Sohnes.
Nach meiner Vorgeschichte wurde mir gesagt, dass ich ein erhöhtes Risiko einer Wochenbettdepression hätte. Leider traf dieses zu, trotz intensiver ärztlicher Betreuung. Nach ein paar Tagen mit meinem Baby zuhause brach, wie schon beschrieben, alles zusammen. Ich hatte keine Gefühle mehr und Angst, etwas Falsches zu tun. Zum Glück wurde ich auf eine Mutter-Kind-Station aufgenommen. Dort lernte ich, wieder mein Kind zu versorgen und Gefühle zu entwickeln. Vielleicht liebe ich meinen Sohn dadurch mehr als andere Eltern ihre Kinder.

Die überstandene schwere Wochenbettdepression sehe ich als mittellange, breite Spirale aus Gold.
Meine letzte depressive Episode ist mir natürlich noch gegenwärtig, ist sie doch noch nicht lange her. Auslöser könnten die Umstellung meiner Medikation sein und die Belastung durch Schwierigkeiten mit einer Arbeitskollegin. Ich würde diese Spirale als glasige Spirale bezeichnen. Die Länge und Breite kann ich nicht bestimmen.
Am Ende dieses Kapitels möchte ich noch eine andere imaginäre Darstellung von Gefühlen anfügen. Sie wird als Gefühlsachterbahn beschrieben. Loopings ähneln einer Spirale. Es gibt in einem englischen Freizeitpark eine Achterbahn mit 14 Loopings! Der Vergleich von Gefühlen mit einer Achterbahn hat den Vorteil, dass dabei auch Schwankungen beschrieben werden. Es geht bei einer Depression nicht nur abwärts. Es gibt Tage, an denen sich in der Spirale die Richtung umkehrt. Es ist nicht nur alles schlecht. Es gibt auch Lichtblicke.
„Gefühlsachterbahn: Der Roller Coaster Ride nach Hurst/Shepard“ (Achterbahn der Gefühle: Die 7 Phasen von Lebenskrisen, Quelle: https://karrierebibel.de/achterbahn-der-gefuehle/) ist eine sehr genaue Beschreibung von Gefühlsverläufen. Beim Lesen habe ich mich sofort wiedererkannt. Deshalb zitiere ich diese ausführliche Darstellung:
„Psychologen kennen die Gefühlsphasen, die Betroffene unterschiedlich schwer durchleben, auch als Roller Coaster Ride – als Achterbahnfahrt der Gefühle, je nachdem wie viele Anstrengungen und Niederlagen folgen.
Interessanterweise sind diese Phasen für sämtliche Traumata typisch: ob Liebeskummer, den Verlust eines Angehörigen

oder des Arbeitsplatzes – der emotionale Ritt verläuft fast immer gleich.
Das macht es für die Betroffenen natürlich nicht besser, und ein einfaches Rezept, diese Gefühlsphasen zu vermeiden, gibt es auch nicht. Aber sie lassen sich so zumindest abmildern: Wer sich bewusst macht, welche Phase er selbst oder ein guter Freund gerade durchleidet, sieht sich selbst in einem anderen Licht und kann (sich) besser helfen.
Diese Phasen der Gefühlsachterbahn haben die Wissenschaftler Joe B. Hurst und John W. Shepard schon 1986 genauer erforscht und in ihr sogenanntes Roller Coaster Modell übersetzt.
Die einzelnen Phasen erklären sich dann so:
1. Vorahnung: Der Betroffene antizipiert eine bevorstehende Krise (zum Beispiel eine mögliche Kündigung) und kalkuliert die (finanziellen und emotionalen) Kosten sowie seine Reaktionen darauf durch.
2. Schock: Auch wenn man es irgendwie ahnte – nun ist es Gewissheit. Das Schlimmste ist passiert, die Enttäuschung groß. Unmittelbar danach setzt erst einmal ein Schock ein. Der Betroffene braucht Zeit, seine Situation vollständig zu erfassen und zu realisieren, dass das Ergebnis endgültig ist.
3a. Trauer: Der Betroffene nimmt sich eine Auszeit und Zeit zur Trauer. Die gehört zur Krisenbewältigung dazu. Oft kommt es dabei – nach einer Weile – zur Erleichterung: Die bange Ungewissheit, das Warten hat ein Ende. Das Leben muss jetzt weitergehen.
3b. Anstrengung: Deshalb werden jetzt neue Pläne gemacht: Wie geht es weiter? Was ist zu tun? Im Falle einer Kündigung werden jetzt üblicherweise die Bewerbungsunterlagen

aktualisiert und Stellenanzeigen in Jobbörsen durchsucht: Was wird angeboten? Was bin ich auf dem Arbeitsmarkt wert? Leichte Hoffnung setzt ein. Bloß nicht aufgeben! Der Betroffene macht sich Mut, strengt sich erneut an. Und gibt es gar erste Erfolgserlebnisse, geht es gleich weiter zu Phase 6.

4a. Sorge: Doch die Hoffnung mischt sich mit Selbstzweifeln: Was, wenn ich es nicht schaffe? Wie soll es dann weitergehen? Aus temporären Sorgen können sogar größere (Existenz-)Ängste erwachsen.

4b. Leugnung: Die ersten spontanen Versuche bleiben leider erfolglos. Es geht einfach nicht weiter oder aufwärts. Aber aufgeben oder die Strategie ändern? Nein! Stattdessen wird die Situation jetzt gerne schöngeredet – vor allem im privaten Umfeld und vor sich selbst.

4c. Wut: Es geht partout nicht voran oder aufwärts. Das frustriert. Noch einmal wird der Auslöser (zum Beispiel die Kündigung) reflektiert – und es werden Schuldige gesucht: der Chef, die Kollegen, die Umstände, das System, die Zustände in Deutschland – ein Skandal! Eine einzige unfaire Verschwörung! Und die Wut wird zur Erklärung, warum es nicht klappt.

4d. Aufgabe: Nichts hilft. Nicht mal jammern oder schimpfen. Egal, was der Betroffene auch unternimmt, er kommt (scheinbar) nicht mehr auf die Beine. Im Falle einer Kündigung kommen weiterhin alle Bewerbungen zurück, es hagelt nur Absagen. Ausnahmslos. Irgendwann resigniert der Betroffene und gibt (sich) auf.

4e. Depression: Je nachdem welchen Stellenwert der Verlust (etwa Arbeit und Karriere) vorher hatten, ist daran viel Selbstwertgefühl geknüpft. Eine Zeitlang lässt sich das aushalten, aber irgendwann hat das Selbstvertrauen einen massiven Knacks. Studien zeigen zum Beispiel: Langzeitarbeitslosigkeit wirkt sich massiv und negativ auf die Psyche aus. Manche verfallen gar in eine Depression.

5. Hoffnung: Natürlich muss es nicht so weit kommen. Womöglich gibt es auch einen ersten Lichtblick: Ein Freund macht Mut, es tun sich unverhofft Chancen auf, Minierfolgserlebnisse. In einer solchen Phase wirken sie wie ein emotionales Aufputschmittel: Neue Kräfte werden mobilisiert und neue Anstrengungen unternommen. Hoffnung macht sich erneut breit. Wird sie allerdings jäh gedämpft, setzt ein neuer 4er-Zyklus ein.

6. Enthusiasmus: Es sieht gut aus – der Ausweg, die Lösung, der neue Job ist zum Greifen nah. Jetzt mobilisiert der Körper alle Reserven – auch die emotionalen. Euphorie mischt sich unter die Anstrengungen. Das Tal scheint überwunden.

7a. Überwindung: Es ist geschafft, die Krise ist überstanden. Der Betroffene hat seine Katharsis durchlebt und ist daraus vielleicht sogar gestärkt hervorgegangen. Nicht wenige entwickeln dabei die vielbeschworene Resilienz.

7b. Neuer Zyklus: Es kann aber eben auch anders kommen: Die Hoffnung zerplatzt. Im letzten Moment verglimmt der Docht, der die zweite Karriere zünden sollte. Umso tiefer ist jetzt der Absturz – ein neuer 4er-Zyklus setzt ein. Und mit ihm noch stärkere Selbstzweifel. Aus der Depression kann jetzt gar Apathie werden. Hier hilft meist nur noch Hilfe durch Fachärzte."

5. Seele und Körper

Gefühlskrankheiten sind wie ein Schmerz der Seele, der sich nicht beschreiben lässt. Manche sprechen von emotionalem Schmerz. Es kann zu körperlichen Auswirkungen kommen, der sogenannten Psychosomatik. So können Krankheiten entstehen, deren Ursachen nicht zu finden sind. Hautausschläge, Übelkeit, Gelenkprobleme und vieles, vieles mehr können auftreten. Alle körperlichen Untersuchungen führen zu keinem Ergebnis die Ursachen betreffend. Der Patient und der Arzt sind ratlos. Spätestens dann wird über eine psychosomatische Möglichkeit gesprochen. Ob der Betroffene diese Erklärung für seine Beschwerden annimmt und eine weitere psychische Behandlung beginnt, hängt von der Einstellung des Patienten ab.

Der deutsche Diplompsychologe Thorwald Dethlefsen und der Mediziner Rüdiger Dahlke haben ein Buch „Krankheit als Weg" (Dethlefsen und Dahlke 2015) geschrieben. Es schildert eine Sichtweise auf Krankheit, der zufolge alle Symptome eine spezifische inhaltliche Bedeutung tragen und ein seelisches Thema des Patienten widerspiegeln.

Die Autoren gehen davon aus, dass alle Krankheitsbilder Botschaften aus dem seelischen Bereich sind. Sie stellen den metaphysischen Aspekt des Krankseins in den Vordergrund. Dies ist eine esoterische Ansichtsseite, die allerdings viel zum Nachdenken gibt.

Es gibt viele Sprichwörter, die Empfindungen erfassen. Das bekannteste ist wohl: „Schmetterlinge oder Flugzeuge im Bauch haben". Es beschreibt das Gefühl des Verliebtseins. Der

Körper signalisiert dem Betroffenen, dass er sich zu einer bestimmten Person besonders hingezogen fühlt. Hoffentlich geht es diesem Menschen ebenfalls so. Die Natur hat sich viel einfallen lassen, um die sexuelle Vermehrung der Lebewesen zu sichern. Die Gefühle und Hormone steuern das Verhalten und somit den Umgang miteinander.

Für Schmerzen gibt es viele Sprichwörter. Für Schmerzen im Rücken: „Angst im Nacken“; „Eine schwere Last auf den Schultern tragen“. Für Magenbeschwerden: „Ich habe Wut im Bauch“; „Es schlägt auf den Magen“; „In sich hineinfressen“; „Etwas liegt mir wie ein Stein im Magen“. „Ich zerbreche mir den Kopf“ spricht unweigerlich für Kopfschmerzen. Bei Schlafproblemen findet man das Sprichwort: „Das raubt mir den Schlaf.“

„Wut im Bauch haben“ beschreibt Bauchbeschwerden, wie Bauchschmerzen oder Magenprobleme. Anatomisch geht es hier natürlich um den Bauch. Die Symptome werden durch die Gefühle Wut, Zorn und Aggression ausgedrückt. Die Aggression, die Angriffslust ist eine Folge des Zornes und der Wut. Woher kommt die Wut? „Ein Weiser wurde einmal gefragt, was Wut bedeutet. Wut ist eine Strafe, die du dir selbst erteilst für das Verhalten der Anderen.“ (Eckhart von Hochheim, Meister Eckhart, gelesen auf einer Postkarte)

Diese Wut geht davon aus, dass Mitmenschen diese Emotion ausgelöst haben. In diesem Fall ist es einfacher, die Wut und Aggression zu bekämpfen. Wenn man die Ursachen kennt, kann die Wut schnell verschwinden. Wenn nicht, kann es zu Hass führen. Dieser kann lange andauern.

Bei Thorwald Dethlefsen lautet eine Formulierung: „Die Aggression, die in ihrer Äußerung blockiert wird, richtet sich nach innen und macht den Absender zum Empfänger."
Es gibt aber auch die Wut auf sich selbst. Hat man zum Beispiel den Zug verpasst, weil man nicht rechtzeitig aus dem Haus gegangen ist, ist das Gefühl eigenverschuldet. Diese Wut kann eine Lehre sein. Man kann das nächste Mal früher das Haus verlassen. Es nützt nichts, wenn man weiter auf sich wütend ist. Besser wäre es, sich mit anderen Dingen zu beschäftigen und nicht mehr auf dieses Gefühl zu achten.
Weitere Situationen, über die man sich ärgern kann, sind, wenn man vergessen hat, Gegenstände wie Portemonnaie, Handy oder Schlüssel einzupacken. Man kann auch Verabredungen und Termine vergessen. Um die Wut schnell zu überwinden, hilft auf jeden Fall, sich bei Menschen zu entschuldigen, die man versetzt hat. Ist das nicht möglich, kann man nichts machen.
Man sollte seine Aggression nie an anderen auslassen. Ist ein anderer der Auslöser der Wut, kann man, wenn es möglich ist, mit dieser Person darüber sprechen. Wer in diesem Fall eine extreme Wut, den Zorn, nicht unterdrücken kann, sollte eine Nacht darüber schlafen und das Problem zu einem anderen Zeitpunkt lösen. Wut lässt sich auch mit Sport bekämpfen.
Wenn ich mir vorstelle, dass es Menschen gibt, die in ihrer Wut andere beschimpfen, schlagen oder sogar weitere Gewalt anwenden, „läuft es mir kalt den Rücken runter". Die Wut, die mich krank macht, ist eine andere. Ich finde keine Ursache.

Das Gefühl der Angst kann ebenfalls zu großen Problemen führen. Die Betroffenen können bestimmte Situationen nicht aushalten.
Es gibt Angst beispielsweise vor Spinnen, Schlangen oder Hunden. Bei der Tierphobie (Zoophobie) fokussiert sich die Angst auf bestimmte Lebewesen. Angst in engen Räumen (Klaustrophobie), Berührungsangst oder Furcht vor Menschenmengen betreffen die sozialen Kontakte. Alle Ängste führen zur Einschränkung im Leben.
Die Angst kann sich steigern in Panikattacken. Der Körper kann dieses zeigen durch Herzrasen, Schweißausbrüche, Schwindel und vieles mehr. Es kommt zu einer Handlungsblockade oder Übersprungshandlung. Wie bei einer Allergie müssen die Auslöser bzw. Ursachen vermieden werden. Man kann aber auch lernen, mit Ängsten umzugehen.
Wir kennen gute und schlechte Gefühle. Natürlich wollen wir nur gute haben. Wir brauchen aber auch die schlechten Gefühle, um die guten schätzen zu können. Liebe, Glück und Vertrauen zu haben, ist schön. Wut, Angst und Trauer möchte man nicht gerne empfinden.
Gefühle können unterschiedliche Intensitäten haben. Meist ist die Trauer ein sehr starkes Gefühl. Der Verlust eines Menschen ist ein einschneidendes Erlebnis in unserer Umwelt. Mit der verstorbenen Person werden wir nie wieder Kontakt haben. Schlagartig verändert sich das Leben. Uns bleiben nur Erinnerungen. Diese werden im Laufe der Jahre schwächer und die Trauer lässt nach, wenn man sich im neuen Leben, ohne die Person, eingerichtet hat und sich wieder zurechtfindet.
Dagegen ist die Liebe ein sehr schönes Gefühl. Die Geburt eines eigenen Kindes bewirkt ein nicht beschreibbares Glücks-

gefühl. Geborgenheit, Vertrauen oder Glauben führen zu Sicherheit im Leben. Fast jeder hat Freude an Landschaften, Bergen, dem Meer, Seen und Flüssen. In der Natur mit ihrer Tier- und Blumenwelt finden viele etwas Schönes.
Es gibt auch die kleinen Dinge, über die man sich freuen kann. Es sind so viele, und sie sind sehr individuell. Der eine freut sich über Musik, der andere genießt die Stille. Jemand genießt besonders gerne den Duft der Rosen. Filme können bei vielen Menschen große Begeisterung hervorrufen. Auch das Streicheln einer Katze oder eines Hundes kann ein schönes Gefühl sein. Ein Stück Kuchen kann sehr lecker schmecken.
Glücksgefühle sind aber auch eine Gefahr. Sie können die Gesundheit gefährden, wenn sie sich auf bestimmte Dinge fokussieren. Wer das Essen genießt und zu viel isst, bekommt Übergewicht. Ein Gläschen Wein, ein Bier oder einen Longdrink kann man genießen. Zuviel davon ist bekanntlich nicht gut. Viel zu viel Alkohol führt zur Sucht. Sucht ist ein körperliches und physisches Problem. Der Alkoholiker, Raucher oder Drogenabhängige provoziert sein Glücklichsein. Das bewusste Wahrnehmen nimmt ab, und irgendwann fordert der Körper den „Genuss" ein. Die entstehenden Probleme verändern das Leben.
Psychisch kranke Personen sind besonders anfällig, süchtig zu werden. Denn Suchtmittel sind kurzzeitig Balsam für die Seele.

6. Meine Depression und ICH

Ich habe über Steine am Ende der Spiralen geschrieben, die mir in den Weg gelegt wurden. Sie symbolisieren die Hürden und Hindernisse in meinem Leben mit schweren depressiven und leicht manischen Episoden. In diesen wurde ein Krankenhausaufenthalt notwendig. In der Klinik, einer „anderen Welt", habe ich immer wieder gegen meine Krankheit gekämpft. Therapien und Medikamente haben mir dabei geholfen. Die schweren Zeiten vor und nach der Klinik sollte man nicht vergessen. Ist doch die Phase davor eine immer schlechter werdende Stimmung, die das Leben einschränkt. Die Phase danach beansprucht viel Zeit, um den Lebensalltag wieder bewältigen zu können.
Steine sind leblos. Sie versinnbildlichen in meiner Darstellung eine harte Zeit. Objektiv ging es mir in dieser Zeit sehr schlecht. Mein Verhalten wurde während der Abwärtsspiralen auffällig und von immer mehr Menschen bemerkt. Besonders nahestehende Personen mussten mit diesen Umständen zurechtkommen.
Was aber geschieht subjektiv mit mir, wenn meine Depression mich aus dem Gleichgewicht bringt? Man kann Schmerzen im Bauch haben oder im kleinen Finger. Jeder kennt das Gefühl von Schmerz. Der Schmerz kann stark oder schwach sein. Er kann dumpf oder stechend sein. Die Art der Schmerzen lässt sich beschreiben und wo sie auftreten. Schmerzen im Kopf, die Kopfschmerzen, sind im Kopf lokalisiert. Fast jeder kennt diese. Die Auswirkung der Veränderungen im Kopf einer Depression tun nicht weh und lassen sich deshalb nicht

lokalisieren und leicht beschreiben. Sie führen aber zu vielerlei Symptomen im ganzen Körper.

Ein frühes Symptom ist die Intensivierung der Gefühlswahrnehmung. Während meiner depressiven Phasen nehme ich Gefühle sehr stark wahr. Bei dem Ausbruch der Krankheit war mir das nicht so bewusst wie heute. Sie waren einfach da, und die schlechten Gefühle übernahmen die Überhand. Traurigkeit, Zurückgezogenheit, Unruhe, Hilflosigkeit, Wut, Hass dominierten mein Leben.

In depressiven Phasen macht mir das Schlafen besondere Probleme. Schlafstörungen äußern sich entweder darin, schlecht ein- oder durchzuschlafen oder in dem Gefühl tagsüber, vermehrt müde zu sein.

Aber auch antreibende Attribute, wie ehrgeizig, kämpferisch und entschlossen zu sein, gehören dazu. Immer wieder ist Leistungsorientiertheit ein großes Thema bei mir. Ist sie gut oder schlecht? Auch hier gilt: „Die Dosis macht das Gift."

Trotz der vielen negativen Emotionen fanden Liebe, Zuversicht und Zufriedenheit ihren Platz. Ich werde das immer wieder erwähnen. Sie sind da, werden aber während der Depression nicht bewusst von mir wahrgenommen.

In den depressiven Phasen sind meine Gefühle nicht im Gleichgewicht. Die stark vermehrten negativen Emotionen überschatten die guten. Die schlechten treten in den Vordergrund und lassen sich nicht abschütteln. Sie sind so intensiv, dass sich meine Gedanken auf sie fokussieren. Dadurch verändert sich mein Verhalten. Führt das zu weiteren frustrierenden Handlungen, werden meine Gefühle wieder schlimmer. Eben die Spirale abwärts.

Ganz gefühllos zu sein, habe ich auch erlebt. Es führt zu einer inneren Leere. Diese lässt sich aber leichter ertragen als ein ständiges Wechselbad der Gefühle.
Ich erinnere mich am meisten an traurige Momente. Durch bestimmte Musik oder Filme kam es in diesen Situationen zu Tränen. Das Triggern durch Musik erfolgte zum Beispiel durch das klassische Stück „Tod eines Mädchens" von Robert Schumann. Später schaffte es auch das Lied von REM „Everybody hurts", mich abwärts zu ziehen. Von letzterem habe ich auch von anderen Personen gehört, dass sie auf dieses Lied sentimental reagieren. Bei einer Depression ist es, als ob das Lied im tiefen Inneren etwas ansticht, was zum Auslaufen der Tränen führt. Ähnlich einer Wunde, aus der nach dem Öffnen Eiter austritt.
Ich habe für mich den „Balu-Effekt" definiert. So habe ich, als ich den Film „Das Dschungelbuch" von Walt Disney zum zweiten Mal sah, geweint, als der Bär anscheinend tot war. Obwohl ich wusste, dass er wieder aufstehen würde. Trotzdem hat diese Situation tiefe Gefühle in mir hervorgerufen, und diese traurigen Gefühle haben mich die Spirale abwärts gezogen.
„Die Tränen eines depressiven Patienten sind nicht physiologischer als Eiter oder Durchfall." (Dethlefsen und Dahlke 2015).
Die meisten Menschen schämen sich, wenn sie weinen, und unterdrücken die Tränen. Natürlich tue ich das auch, wenn ich nicht in einer vertrauten Umgebung bin. Ist diese nicht verfügbar, gibt es überall die Ausweichmöglichkeit einer Toilette.
Mein erster Absturz (1. Stein) wurde wahrscheinlich durch drei Faktoren ausgelöst. Ich bin in eine fremde Stadt gezogen.

Dann kamen die Probleme mit meiner Diplomarbeit. Da wir Kinder haben wollten, erschien der Zeitpunkt für eine Schwangerschaft nach dem Ende meines Studiums angebracht. So setzte ich die Pille ab. Hormone sind wichtige Botenstoffe im Körper. Unverständlich ist mir, warum die Psychiatrie diese nicht bei der Behandlung berücksichtigt.
In dieser Zeit hatte ich schon starke Symptome einer Depression. Diese waren, wie schon beschrieben, extreme Stimmungsschwankungen. Traurigkeit, Appetitlosigkeit mit erheblichem Gewichtsverlust und Abschirmung zu anderen Menschen. Meine Welt drehte sich nur noch um die Probleme bezüglich meiner Diplomarbeit. Ich habe den Verlauf im ersten Stein beschrieben. Je länger ich mich mit meiner Arbeit beschäftigte, desto schlechter wurde mein gesundheitlicher Zustand. Ich kämpfte alleine, um Ergebnisse zu bekommen. Mein Ehrgeiz und meine Leistungsorientiertheit trieben mich an. Je mehr Schwierigkeiten ich bei den Durchführungen bekam, umso stärker verschlechterte sich mein Gemütszustand. Ich freute mich weniger und wurde trauriger. Am auffälligsten wurden meine Schlafstörungen.
Bis zu dieser Zeit konnte ich immer gut schlafen (ausgenommen beim Einschlafen bei Lärm). Dies änderte sich mehr und mehr. Beim Einschlafen machte ich mir Gedanken um meine Diplomarbeit. Ich arbeitete im Bett weiter. Das Kreisen der Gedanken führte nicht zum Ziel. Im Gegenteil, tagsüber wurde ich müde und meine Konzentration ließ nach. Es kam vor, dass ich morgens sehr früh aufwachte und nicht mehr einschlafen konnte. Mein Gehirn arbeitete wieder. Es befasste sich nicht nur mit inhaltlichen Themen, sondern auch

mit meinem sozialen Umfeld im Labor. Genauer gesagt: in den Laboren.

Die kreisenden Gedanken, die das Einschlafen verhinderten, fingen an, sich um mich selbst zu drehen. Warum kann ich nicht schlafen? Warum geht es mir schlecht? Schließlich: Wie mache ich ein Ende? Morgens lag ich im Bett und überlegte hin und her, ob ich aufstehen sollte. Die Entscheidung, liegen zu bleiben, führte nicht zu Schlaf, sondern zu weiteren schlechten Gedanken. Ich wünschte mir, dass der Tag schnell vorüber gehen sollte. Ich schaffte es aber immer, ins Labor zu fahren.

Ich stieß während meiner Arbeit im Labor auf Ablehnung. Diese spürte ich unter anderem darin, dass das technische Personal mir nur ungerne Material für meine Analysen gab. Mein Betreuer leitete mich wenig an. Ich konnte mich nicht mit anderen austauschen und meine Probleme besprechen. Ich bekam zwar eine gute Anleitung für das Messgerät, das ich hauptsächlich benutzte, aber bei der Beschaffung von Probenmaterial von Menschen bekam ich keine Hilfe. Im Gegenteil, es entstanden dadurch immer größere Probleme. Ich organisierte mir eigenständig Probenmaterial von einer anderen medizinischen Einrichtung. Damit führte ich Testmessungen durch. Diese Situation führte zu noch intensiveren Problemen, geriet ich doch immer mehr in Zweifel bezüglich der ethischen Lage. Dies beschäftigte mich dann auch nachts und beeinträchtigte ebenfalls meinen Schlaf. Aufzuhören habe ich nie in Erwägung gezogen.

Ich dachte, ich fiele anderen zur Last. Irgendwann schirmte ich mich vor anderen ab. So habe ich meine Schwester, die in die gleiche Stadt gezogen war, nicht mehr besucht. Ich habe mich von der Welt zurückgezogen.

Es schlichen sich die Gedanken ein, die sich um das Leben selbst drehten. Ich sagte, dass ich gerne die Zeit anhalten wollte. Wahrscheinlich, weil das verhindern sollte, dass mein Zustand schlechter wurde. Die Erinnerung an mein bisheriges Leben spielte aber auch eine entscheidende Rolle. Das hatte ich glücklich und zufrieden in Erinnerung und wollte daran festhalten. Zurückblickend hatte ich eine schöne Kindheit und war mit meinem beruflichen Werdegang zufrieden. Nie kamen mir Zweifel. Mein Studium mochte ich gerne. Allerdings machten mir meine Englischkenntnisse große Probleme. In meiner Familie haben fast alle Schwierigkeiten mit Fremdsprachen, aber nicht mit Naturwissenschaften. Die globale Wissenschaft verständigt sich in englischer Sprache. Man muss Englisch können. Dies war mir zu Beginn meines Studiums nicht bewusst und macht mir heute immer noch Probleme. Ungeübt, mich auf Englisch zu verständigen, hatte ich ein peinliches Erlebnis, als ich mein Projekt anderen Wissenschaftlern auf Englisch vorstellte. In einer fremden Sprache zu sprechen, ist eine zusätzliche Herausforderung. Ich war damit einfach überfordert.

Da ich nicht mehr leben wollte, kam ich in die Klinik. Warum musste es so weit kommen? Die Krankheitszeichen entwickeln sich schleichend. Man spielt sie herunter und geht davon aus, dass sich der Zustand wieder bessert. Bei mir war, trotz Problemen bei meiner Abschlussarbeit, ein Ende in Sicht. Hatte ich doch von der Uni einen vorgeschriebenen Zeitrahmen, in der die Arbeit abgegeben werden musste. Inhaltlich kam es nicht darauf an, neue Entdeckungen gemacht

zu haben. Es wurde erwartet, schriftlich eine wissenschaftliche umfangreiche Arbeit abzugeben.
Mein fehlender Lebensmut zeigte sich deutlich in folgender Situation: der schreckliche Unfall in Eschede. Dabei entgleiste ein ICE und fuhr in eine Brücke. Es gab sehr viele Tote und Verletzte. Als die Nachricht durch die Presse ging, dachte ich, dass ich auch gerne bei den Opfern gewesen wäre. Dann wäre mein Leben durch eine äußere Fügung zu Ende gewesen. Ich wollte tot sein.
– Stattdessen begann meine Depressionskarriere –
Mit dieser Karriere habe ich es trotzdem geschafft, im Berufsleben zu bleiben. Meine Diplomarbeit habe ich mit großer Hilfe von meinem Ehemann und meiner Schwester geschrieben und so einen akademischen Abschluss erreicht. Ich bin weiterhin im biologischen Arbeitsbereich tätig. Allerdings als technische Mitarbeiterin, also ohne beruflichen Aufstieg.
Während meines Krankenhausaufenthaltes dauerte es anfangs lange, bis ich Abstand zu meinem Studium bekam. Dieser war für meine Genesung wichtig. Ich musste mein eigentliches Leben wieder in den Griff bekommen. Es war ein langer Weg, der viel Zeit beanspruchte. Diese beinhaltete auch einen wochenlangen Aufenthalt in einer Tagesklinik.
Nach meiner Entlassung aus der Tagesklinik hatte ich große Probleme mit meiner Konzentration. Dies war teilweise so extrem, dass es mir schwer fiel, eine Fahrkarte am Automaten zu ziehen. Die Stimmung schwankte immer noch, allerdings nicht mehr so extrem. Tränen flossen in diesem Zeitraum häufig. Die innere Ruhe fehlte. Alles fiel mir schwer. Aber es wurde langsam besser.

Wie schon beschrieben, befand ich mich in psychiatrischer und psychologischer Betreuung. Beim Psychiater bekam ich meine Rezepte für das Medikament, auf das ich in der Klinik eingestellt worden war. Ansonsten war er in keiner Weise hilfreich. Er fand alles gut, was ich tat. Dies führte dazu, dass eine innere Abneigung entstand. Ich verspürte den Druck, den Arzt zu wechseln. Glücklicherweise schlich ich mit ihm aber noch mein Medikament aus, so dass einer Schwangerschaft nichts im Wege stand.

Meine Psychotherapeutin hingegen war eine sehr gute Unterstützung. Ich vertraute ihr. Nach über 20 Jahren habe ich, je nach meinem Befinden, immer noch Therapiestunden bei ihr. Mit der Verhaltenstherapie lernte ich, mein Leben zu organisieren. Ich erstellte Wochenpläne, mit denen ich meine Tage strukturierte. Ich sollte mir nicht zu viel und nicht zu wenig vornehmen. Wenn das gelang, war am Ende des Tages das Ziel erreicht und hinterließ ein positives Gefühl.

Ich wechselte den Psychiater. Genauer gesagt, ich fand eine neue Ärztin. Auch bei ihr fühlte ich mich in guten Händen, auch wenn sie den zweiten Absturz, die Wochenbettdepression, nicht verhindern konnte. Sie sagte von Beginn an, dass bei mir ein sehr hohes Risiko bestand, diese zu bekommen. So kam es leider auch, trotz einer Einstellung mit einem anderen ungefährlichen Medikament für Schwangere.

Ich fühlte mich nach der Geburt meines Sohnes – ein geplanter Kaiserschnitt aufgrund einer falschen Lage – mit dem Stillen überfordert. Ich lag mehrere Tage auf der Wöchnerinnenstation. Zuhause erfolgte die Nachbetreuung durch eine Hebamme. Es kam schnell dazu, dass ich abstillte. Das Medikament wurde auch in meiner Muttermilch nachgewiesen.

Trotzdem verschlechterte sich meine psychische Situation. Nach vielen Tränen folgte die Gefühllosigkeit. Diese führte zum zweiten Aufenthalt in einer psychiatrischen Klinik.
Anfangs musste mein Ehemann unser Kind versorgen. Durch seinen sehr verständnisvollen Arbeitgeber hatte er keine berufliche Belastung. Meine Familie unterstützte uns in dieser schwierigen Zeit.
Bei der Entlassung war ich wieder eine normale, glückliche Mutter. Trotz alledem kam mein Sohn früh in eine Krippenbetreuung. So hatte ich mehr Zeit für mich. Diese Zeit nutzte ich, um zu gärtnern, zu lesen und mich mit wissenschaftlichen Themen zu beschäftigen. In letzteres steigerte ich mich hinein. Meine Begeisterung für die Forschung und deren rasante Entwicklung im molekularbiologischen Bereich faszinierten mich. Da ich eine leichte Erhöhung des Cholesterinspiegels habe, willigte ich in eine genetische Analyse ein. Es gibt wirklich eine genetische Erklärung. Eine Punktmutation in einem Rezeptor, der mit Cholesterin im Zusammenhang steht. Dass diese wahrscheinlich auch bei meinen Verwandten vorkommt, interessierte weiter keinen meiner Geschwister.
Mein Sohn wurde größer, und ich hatte mit ihm keine Probleme. Ich freute mich über ihn und konnte mich gut mit ihm beschäftigen, und das Familienleben war harmonisch. Aber ich wurde immer euphorischer und entwickelte manische Symptome, die dazu führten, dass mir die Ärzte zu einem weiteren Krankenhausaufenthalt rieten.
Mein Aufnahmebefund lautete:
„Wache Pat., zu Ort, Zeit und Situation voll orientiert, Konzentration und Aufmerksamkeit leicht reduziert. Im formalen Gedankengang beschleunigt, inhaltliche Denkstörungen i.S.

von leicht überwertigen Ideen, stellenweise Größenideen, keine Ich-Störungen, keine Halluzinationen, Redefluss beschleunigt, Schlafbedürfnis reduziert, im Affekt leicht gereizt, Stimmungslage gehoben bis euphorisch, Antrieb gesteigert. YMRS: 13 ½ Pkt.“

Der Young Mania Rating Scale (YMRS) ist ein Fragebogen zur Fremdbeurteilung der Quantifizierung und Ausprägung manischer Symptome, der von R. C. Young und Kollegen im Jahr 1978 entwickelt wurde. Er wird in vielen Ländern angewendet.

Entlassen wurde ich mit neuen Medikamenten.

Meine weiteren Aufenthalte in einer Klinik wurden durch neue intensive depressive Phasen notwendig. Durch meine vorherige Anamnese rieten mir die Ärzte jedes Mal dazu, wenn ich an einem Tiefpunkt angekommen war. Ich fühlte mich jedes Mal so schlecht, dass ich nicht widersprach. Ich hatte die Erfahrung gemacht, dass ich in Krankenhäusern gute Hilfe bekam.

7. Krankenhäuser sind eine andere Welt

Jeder kennt Krankenhäuser. Es gibt die Sicht des Patienten, der Besucher und des Personals. Für letztere ist das Krankenhaus ihre Arbeitsstätte. Sie haben täglich mit Patienten zu tun, und Krankheit gehört zu ihrem Alltag.

Für einen Patienten bedeutet der Klinikaufenthalt, dass er medizinisch versorgt werden muss, weil er krank ist. Egal welche Krankheit er hat, es ist immer eine besondere Situation für den einzelnen. Sein Leben ist fokussiert auf seinen Körper. Je nachdem, in welches Spezialgebiet seine Krankheit fällt, wird er fachspezifisch behandelt.

In der Orthopädie findet man unter anderem Patienten mit Knochen- und Gelenkproblemen. In der Inneren Abteilung liegt der Fokus auf den Organen. Die Dermatologie kümmert sich um Hautkrankheiten. In der Onkologie wird Krebs behandelt.

Was ist die Psychiatrie? Sie ist ein eigenständiger Bereich, der sich aus der Nervenheilkunde entwickelt hat. Man kann also als Patient mit psychischen Problemen sagen, man geht zum Nervenarzt. Das klingt nicht danach, dass man psychische Probleme hat. Es besteht also die Möglichkeit, sich nicht gleich als psychisch Kranker erkennen zu geben. Braucht man zum Beispiel eine Überweisung vom Hausarzt zum Psychiater, kann man an der Anmeldung der Sprechstundenhilfe sagen: „Ich brauche eine Überweisung zum Nervenarzt." Dann wissen nicht alle Personen im Wartebereich, in dem heutzutage meist doch viele mithören können, dass man psychische Probleme hat. Es könnte auch ein entzündeter Nerv im Arm sein.

Auf der Station in der Psychiatrie werden unter anderem Patienten mit Depressionen, Psychosen, Angstzuständen, Schizophrenie, Anorexie, Borderline, Suchtpatienten etc. behandelt.

Ich finde, Psychiatrie klingt schon vom Wort her nach etwas Gefährlichem und Gruseligem. Es klingt nach gestörten, gewalttätigen und unberechenbaren Menschen. Gesellschaftlich ist es oft noch ein Tabu. Erst langsam wird diese Fachrichtung angenommen, und es wird darüber geredet. Offener und freier, aber längst nicht selbstverständlich.

Man fragt sich: Was müssen das für Menschen sein, die dort behandelt werden? Wie werden sie versorgt? Dürfen die Patienten frei herumlaufen? Welches Personal kann mit solchen Patienten arbeiten?

Ich stelle mir die Psychiatrie zeitweise auch schrecklich vor! Es sind Phasen, in denen es mir sehr gut geht und ich großen Abstand von meinem letzten Klinikaufenthalt habe.

Während ich diese Zeilen schreibe, sitze ich gemütlich zuhause an meinem Schreibtisch. Es geht mir gut. Ich kann denken, lesen und schreiben. Heute Vormittag war ich bei der Arbeit. Ich habe mit meinen Kollegen zu Mittag gegessen. Ich bin mit dem Auto zum Institut hin- und zurückgefahren. Ein ganz normaler Tag eben. Das ist nicht selbstverständlich.

Ich habe beschrieben, dass ich schon oft in Krankenhäusern war. Je mehr Zeit nach den Aufenthalten vergangen ist, desto unschärfer werden sie. Ich denke immer weniger daran. Irgendwann kommt der Zeitpunkt, an dem ich mir nicht vorstellen kann, je eine Patientin in der Psychiatrie gewesen zu sein. War ich wirklich eine von diesen merkwürdigen, verrückten

Menschen? Und wenn ich es dann bin, erlebe ich eine andere Welt.
Die Situation ist ähnlich wie bei Reisen. Natürlich ist ein Krankenhaus kein Hotel. Aber man ist weg von zuhause. Es gibt keinen Alltag mehr. Man erlebt eine andere Umgebung, neue Menschen und manches Unbekannte. Man bekommt viele neue Eindrücke. Ist man wieder zuhause und steckt nach einiger Zeit in seinem Alltagstrott, verblassen auch diese Erinnerungen. Doch da gibt es Urlaubsfotos! Früher wurde ein Film aus einem Fotoapparat zur Entwicklung gegeben. Dann holte man die Bilder nach ein paar Tagen wieder ab, und viele klebten sie in ein Fotoalbum. Heutzutage bearbeitet man digitale Fotos am Computer. Fotobücher können erstellt werden. So sind Momente von einer schönen Zeit dokumentiert. Man hat sich nochmal intensiv mit ihr beschäftigt. Es besteht die Möglichkeit, die Bilder jederzeit anzuschauen. Die Erinnerungen kommen wieder, und gedanklich versetzt man sich in das Erlebte.
Was bleibt von einem Krankenhausaufenthalt? Ein Arztbrief. Früher wurde dieser gleich weiter an die behandelnden Ärzte geschickt. Heutzutage, seit der Zeit der Computer, bekommt der Patient davon eine Kopie. Möchte man Fotos haben von seinem Krankenhausaufenthalt? Ich habe ein paar wenige.
Der Unterschied von einem Krankenhausaufenthalt und einer Urlaubsreise ist naheliegend. An eine schöne Urlaubsreise möchte man sich gern zurückerinnern. Einen Krankenhausaufenthalt möchten die Menschen möglichst vergessen. Dabei gibt es durchaus auch schöne Momente dort. Wird doch darauf geachtet, dass der Patient bestmöglich mit seiner Krankheit umgehen kann. Ist nicht jeder Moment, in dem es

einem gesundheitlich besser geht, eine schöne Erfahrung? Ist man nicht doch von vielen freundlichen Menschen umgeben? Meine Zeitreise durch die Krankenhäuser begann im letzten Jahrtausend. Die näheren Umstände habe ich in meinem steinigen Weg beschrieben. Ich beschrieb die Zeiten vor und nach meinen Aufenthalten in der Psychiatrie. Aber was erlebte ich im Krankenhaus? Wie ist es, wenn man auf einer psychiatrischen Station behandelt wird?

Eine psychiatrische Station ist räumlich wie jede andere Station: Schwesternzimmer, Patientenzimmer, Aufenthaltsraum. Eine Besonderheit ist oft ein Bad, in dem eine Waschmaschine steht. Weitere Räume wie Arzt- und Behandlungszimmer sind zu finden. Nichts unterscheidet sich an der Einrichtung, der Versorgung oder dem Klinikverlauf. Das Frühstück, Mittag- und Abendessen kommt mit einem Essenswagen. Das Pflegepersonal hat Früh-, Spät- und Nachtschichten. Die Einrichtung in Krankenhäusern sieht immer ähnlich aus. Die Möbel sind funktional. Betten und Nachttische kann man verstellen und rollen. Notfall- bzw. Schwesternklingeln sind angeschlossen. Aber auf einer psychiatrischen Station fehlen meist Fernseher, die heutzutage in jedem Patientenzimmer Standard sind. Meist gibt es in der Psychiatrie nur ein Gerät im Aufenthaltsraum. Nicht gleich auffällige Unterschiede zu anderen Stationen sind zudem, dass sich die Fenster nur mit Schlüsseln öffnen lassen.

Es gibt offene und geschlossene (geschützte) Stationen. Auf einer geschlossenen Station werden Patienten behandelt, die andere oder sich selber gefährden können. Diese Stationen kann der Patient nicht ohne Erlaubnis verlassen. Die Türen sind verschlossen. Die meisten Patienten werden in einem akuten, sehr schlechten Gesundheitszustand dort aufgenommen. Häufig erfolgt nach ein paar Tagen die Verlegung auf eine offene Station.

In einer geschlossenen Station erkennt man schnell verhaltensauffällige Menschen. Viele haben die Kontrolle über sich selbst verloren oder zeigen Nebenwirkungen von Medikamenten. Seltsame Blicke, vernachlässigte Körperpflege oder ein seltsamer Gang können auftreten. Man begreift recht schnell, dass es sich hier um eine psychiatrische Station handelt. So, wie es in den Medien geschildert wird. Der Film „Einer flog über das Kuckucksnest“ von 1975 ist ein gutes Beispiel. In Fernsehfilmen werden oft die Patienten der Psychiatrie in ihrem extremen körperlichen Zustand gezeigt. Die Fixierung von Patienten am Bett gibt es wirklich, aber nur in ganz wenigen Situationen, die rechtlich abgesichert sein müssen.

Die Abläufe auf den Krankenhausstationen sind alle ähnlich. An Werktagen ist viel Betrieb. An den Wochenenden und Feiertagen wird das Notwendigste durchgeführt. Da kommt trotzdem einiges zusammen. Es muss für alle Patienten Essen geben. Anordnungen wie Medikation, Messungen müssen durchgeführt werden und vieles, was noch anfällt.

Für alle Patienten in einer Klinik ist das Essen ein bedeutender Bestandteil des Tages. Dass klingt banal, ist aber sehr wichtig. Das Wohlbefinden des Patienten hängt viel mit den Mahlzeiten zusammen, auf die er angewiesen ist. Das Frühstück sowie das Mittag- und Abendessen werden aus der Krankenhausküche geliefert. Heutzutage kann der Patient aus mehreren Mittagsgerichten wählen. Auch beim Frühstück und Abendessen hat er die Option, das Essen teilweise zusammenzustellen. Früher haben Diätassistenten nur besonderes

Essen zusammengestellt für Patienten, deren Krankheit mit der Ernährung einher ging (zum Beispiel Diabetes). Heute wird auf Vegetarier und Veganer Rücksicht genommen und auf individuelle Wünsche eingegangen. Das heißt allerdings nicht, dass man wie in einem Restaurant behandelt wird.
In der Psychiatrie wird darauf geachtet, dass jeder Patient, der dazu in der Lage ist, sein Essen selbst abholt. Es ist ein Zeichen, ob sich der Patient um sich selbst kümmert.
Auch die Körperpflege ist wichtig. Sich waschen und kleiden gehört zu den Aktivitäten des täglichen Lebens (ATLs). Da der Aufenthalt in einer Psychiatrie mehrere Monate dauern kann, gibt es auf einer psychiatrischen Station auch eine Waschmaschine. Diese dürfen Patienten nutzen, die niemanden haben, der ihre Wäsche wäscht.
Im Krankenhaus finden unter der Woche morgens die meisten Untersuchungen und Behandlungen statt. Da werden Temperatur, Blutdruck etc. gemessen. Medikamente werden verteilt und Blutproben genommen. Patienten werden zu Untersuchungen wie Ultraschall oder Röntgen und zu ihren Therapien gebracht. Diese fallen, je nach Fachrichtungen, verscheiden aus. In der Orthopädie werden Patienten zum Beispiel mobilisiert, oder bettlägerige Patienten bekommen ein Muskeltraining mit Physiotherapeuten. Verbandswechsel fallen in der Inneren Abteilung an. In der Dermatologie werden vielen Patienten Salben aufgetragen.
Welche Therapien finden in der Psychiatrie statt? In erster Linie ein möglichst strukturgebender, geregelter Tagesablauf für die Patienten.
Durch meine vielen Aufenthalte in der Psychiatrie weiß ich, was mich bei Einlieferung ungefähr dort erwartet.

Auf jeder psychiatrischen Station ist der Ablauf ähnlich. Bei all meinen Krankenhausaufenthalten habe ich während der letzten 20 Jahre das gleiche Schema erlebt. Die Grundversorgung wird durch spezielle Behandlungen ergänzt, die die psychiatrische Station von den anderen Stationen in der Klinik unterscheidet.

Auch wenn es im ersten Moment nicht wichtig erscheint, ist das morgendliche Treffen ein wesentlicher Bestandteil der Therapie. Alle Patienten kommen nach dem Frühstück zur Besprechung mit dem zuständigen Personal zusammen.

Es werden organisatorische Dinge, wie Untersuchungstermine für die einzelnen Patienten, bekannt gegeben. Man erhält Informationen über den weiteren Tagesablauf. Allgemeine Fragen werden beantwortet. Auch positive und negative Kritik gehören in diese Besprechung. Neue Patienten werden vorgestellt. In jeder Morgenrunde lernen sich die Patienten besser kennen.

Die Patienten auf einer psychiatrischen Station werden als Gemeinschaft gesehen. Da die Patienten wochen- oder monatelang stationär behandelt werden, spielt das Miteinander eine besondere Rolle. Es gibt Regeln, die einzuhalten sind. Eine Regel ist, dass man nicht in Schlafkleidung zu den Mahlzeiten kommen darf. Das kann bei depressiven Menschen ein Problem sein. Wer nur im Bett liegen will, braucht sich nicht anzuziehen.

Es gibt bestimmte Aufgaben, die der Gruppe zufallen. Hauptsächlich betrifft das den Aufenthaltsraum, den alle benutzen. Im Gegensatz zu anderen Stationen finden die Mahlzeiten in diesem Raum statt. Zudem ist es der zentrale Ort, an dem die Patienten zusammenkommen. Um diesen Raum ordentlich und sauber zu halten, werden Aufgaben verteilt. Es wird von einigen Patienten übernommen, die Tische im Aufenthaltsraum aufzuräumen und abzuwischen. Hier beginnt das soziale Miteinander. Patienten müssen Rücksicht aufeinander nehmen und sich untereinander verständigen. Es wird auch regelmäßig ein Patientensprecher gewählt.

Nicht für jeden Patienten ersichtlich ist, dass mit dieser Morgenrunde das Personal einen ersten Überblick über jeden Patienten bekommt. Viele neue Patienten, die mit Depressionen eingeliefert werden, erscheinen anfangs nicht zu diesen Treffen. Sie schaffen es nicht aus dem Bett. Ihnen ist alles egal. Ein Nichterscheinen zur morgendlichen Runde signalisiert dem Personal, dass ein krankhaftes Verhalten vorliegt, was zusätzlicher Behandlung bedarf. Sobald es dem Patienten etwas besser geht, muss er an dem morgendlichen Treffen teilnehmen. Er wird vom Personal aufgefordert, dort zu erscheinen.

Jeder Patient braucht ein paar Tage, um auf der Station „anzukommen". Dann gilt auch für ihn das vorgegebene Programm. Es ist im Grunde wie ein Stundenplan in der Schule.

Wenn ich es mir genau überlege, kann man den Aufenthalt in der Psychiatrie annäherungsweise mit einem Internat vergleichen. Zum Glück fehlt allerdings der Leistungsdruck. Von Montag bis Freitag gibt es für alle einen einheitlichen Stundenplan, in der Psychiatrie Wochenplan genannt. Man lebt und schläft nicht zuhause und muss sich an eine andere Lebensweise gewöhnen. In der Psychiatrie lebt man nicht wie in einem Internat über Jahre, sondern einige Monate. Es gibt allerdings auch sehr schwere Fälle, die wirklich über ein Jahr brauchen, um das Krankenhaus wieder zu verlassen. Für sie

ist es meist eine besonders große Herausforderung, anschließend ein normales, eigenständiges Leben zu führen.
Bis jetzt wurde ich immer in Mehrbettzimmern untergebracht. Wer denkt, man habe einen Anspruch auf ein Einzelzimmer, kann sogar als Privatpatient Pech haben. Häufig war ich in Vierbettzimmern. Ich musste mich mit meinen Zimmergenossen arrangieren. Zum Glück kann ich mich schnell an die meisten Menschen gewöhnen. Anderen fällt das schwerer. Peinlich ist mir mein Schnarchen, das mich bei anderen auch sehr stört. Irgendwie kommt es dann doch, dass man miteinander auskommt. Mehr sogar! Man lernt sich näher kennen. Es kommt zu intensiven Gesprächen. Man spürt, dass man nicht alleine krank ist und es anderen auch schlecht geht. „Geteiltes Leid ist halbes Leid.“ Wenn das doch wirklich wenigstens zu 50 Prozent zutreffen würde!
Zurück zum Wochenplan. Er enthält Termine für Visiten und Therapien. Psychologische Gruppen- und Einzelgespräche gehören dazu. Des Weiteren gibt es Sport-, Entspannungs- und Ergotherapien. Bei einigen Klinikaufenthalten wurden Ausflüge gemacht. Gemeinsames Kochen und Backen stand auf Wochenplänen. Kuchen wurde meist freitags gebacken, um die Woche mit einem gemeinsamen Kaffeetrinken ausklingen zu lassen.
Als Sportangebote habe ich Bewegungsgruppen, Fitnessstunden und Aquagymnastik erlebt. Auch Spaziergänge werden unternommen. Bei den gemeinsamen körperlichen Aktivitäten richten sich die Therapeuten immer nach dem schwächsten Glied, so dass keiner überfordert wird.
Immer steht auf dem Stundenplan Ergotherapie. „Ergotherapie unterstützt und begleitet Menschen jeden Alters, die in

ihrer Handlungsfähigkeit eingeschränkt oder von Einschränkung bedroht sind. Ziel ist, sie bei der Durchführung für sie bedeutungsvoller Betätigungen in den Bereichen Selbstversorgung, Produktivität und Freizeit in ihrer persönlichen Umwelt zu stärken. Hierbei dienen spezifische Aktivitäten, Umweltanpassung und Beratung dazu, dem Menschen Handlungsfähigkeit im Alltag, gesellschaftliche Teilhabe und eine Verbesserung seiner Lebensqualität zu ermöglichen.“ (Quelle: Ergotherapie - https://de.wikipedia.org)
Dies ist eine umfangreiche Definition, die eher für Fachleute relevant ist. Sie umfasst wesentlich mehr als die Bezeichnung Ergotherapie im Wochenplan der Patienten einer psychiatrischen Station. Praktisch sieht die Ergotherapie häufig in der stationären Behandlung so aus, dass eine „Bastelstunde“ stattfindet. Das klingt wie Kindergarten, könnte aber auch als künstlerisches Atelier beschrieben werden, in dem kreativ gearbeitet wird.
Der Patient kann individuell wählen, was er mit den vorhandenen Materialen machen möchte. Die Ergotherapeuten geben Anleitungen und unterstützen bei der Durchführung. Häufig gibt es ein Handwerk, das „in Mode“ ist. Ich habe da Phasen mit Seidenmalerei, Körbe flechten und Erstellen von Traumfängern erlebt. Material zum Zeichnen und Malen ist immer da. Mandala-Vorlagen liegen bereit. Letztere gab es bei meinen ersten Krankenhausaufenthalten noch nicht. Sie sind erst später aufgekommen. In der Ergotherapie hat man auch die Möglichkeit, zu puzzeln oder zu spielen.
Viele Patienten behaupten, sie hätten „zwei linke Hände“. Wenn sie feststellen, dass dem nicht so ist, ist das Erfolgserlebnis riesig. Das stärkt das Selbstvertrauen. Kreative Men-

schen haben in der Ergotherapie die Möglichkeit, dieser Neigung nachzukommen. Die eigene Kreativität zu erspüren sowie geförderte Entscheidungsfähigkeit und Erfolgserlebnisse zu erfahren, beeinflussen die Psyche positiv.
Ein wichtiges Therapieangebot ist die Entspannungstherapie. Ich habe die progressive Muskelentspannung nach Jacobsen, Meditation und Yoga kennengelernt. Jeder kann ausprobieren, was ihm liegt. Wer die Entspannung beherrscht, hat ein wichtiges Werkzeug für schlechte Zeiten.
In den psychologischen Therapien werden Probleme angegangen. Dies geschieht in Einzelgesprächen oder in Gruppenrunden. Die Psychologen leiten die Sitzungen. Sie unterliegen der Schweigepflicht, ebenso wie das Krankenhauspersonal. Grundsätzlich gilt in den Gruppenrunden für die Patienten: Was in der Sitzung besprochen wird, verlässt nicht den Raum. In den Einzeltherapien werden die persönlichen Probleme besprochen. Es sitzen nur der Psychologe und der Patient in einem Raum. Manchmal hilft es Patienten, einfach über Probleme zu sprechen. Vielleicht können Gedanken sortiert werden, um Ordnung in das Leben zu bringen. Zu lernen, mit Problemen umzugehen, trägt zur Genesung bei. Wer glaubt, dass der Patient den Raum mit einer Anleitung verlässt, wie Probleme gelöst werden, hat zu hohe Erwartungen. Aber in den Gesprächen besteht die Möglichkeit, die Probleme aus einer anderen Sicht zu sehen und damit in ihrer persönlichen Wahrnehmung zu verändern.
In den Gruppengesprächen sitzen Patienten und der Psychologe in einem Kreis zusammen. Der Therapeut gibt ein Thema vor, oder die Patienten werden aufgefordert, eine Sitzung zu beginnen. Oft wird von eigenen Erfahrungen gesprochen, die

den Patienten beschäftigen. Jeder hat die Möglichkeit, sich mit eigenen Beiträgen einzubringen, muss es aber nicht. Ein guter Psychologe lenkt die Gespräche und achtet darauf, dass alle zu Wort kommen. Häufig betreffen die Probleme, die jemand schildert, auch andere Patienten. Das kann helfen, über die eigenen Situationen nachzudenken und sie mit den Erfahrungen der anderen zu vergleichen und zu besprechen. Zu spüren, dass man nicht der einzige Mensch mit bestimmten Problemen ist, kann heilsam sein. In der Gruppe werden meist sehr persönliche Dinge angesprochen, die Emotionen hervorrufen können. Diese zu zeigen, ist in der Gruppenrunde keine Schmach. Meist findet man Trost, und es gibt für Tränen immer ein Taschentuch. Den Gefühlen freien Lauf zu lassen, kann sehr befreiend sein. Gefühle zu zeigen, ist keine Schande, aber in bestimmten Situationen schämt man sich, weil die Situation nicht passt oder man das Umfeld eigentlich nicht teilhaben lassen wollte.

Es gibt auch Therapiestunden in der Gruppe, in denen die Patienten angehalten werden, sich ihre Sinne bewusst zu machen. Intensiver riechen, schmecken, tasten, hören und sehen kann positive Gefühle hervorrufen.

Am Ende der Sitzung wird jeder gefragt, wie er die vergangene Stunde erlebt hat. Antworten muss man nicht. Die abschließende Reflektion beendet die Sitzung.

Ein Miteinander gibt es auch in den Musiktherapien. Wer meint, man kann dort ein Instrument lernen, hat weit gefehlt. Es geht darum, in der Gruppe aufeinander zu hören. Jeder Patient sucht sich ein Instrument aus dem vorhandenen Angebot aus. Verschiedene Trommeln sind eine Standardausrüstung. Die Gruppe versucht, den gleichen Takt zu finden, und

eventuell entstehen dadurch zufällig Melodien. Durch diese Herangehensweise können Emotionen aufkommen. Auch hier gibt es die Gelegenheit, darüber zu sprechen.
Jede Woche finden Arztgespräche statt. Diese erfolgen mit dem Stationsarzt oder bei Oberarztvisiten. Letztere finden mit vielen Ärzten, Psychologen und, wenn notwendig, mit Dolmetschern statt. Auch vom Pflegepersonal ist immer jemand anwesend.
Visiten überschneiden sich mit dem Wochenplan. Das führt zu großer Unruhe und Chaos auf der Station. Bis jetzt habe ich es immer so erlebt, dass die Reihenfolge, in der die Patienten aufgerufen werden, kurzfristig festgelegt wird. Die Patienten wissen nicht, zu welcher Uhrzeit sie an der Reihe sind. Das bringt große Verunsicherung, besonders bei neuen Patienten. In der Visite sitzt man vielen Personen gegenüber. Diese Situation kann sehr unangenehm und beängstigend sein. Man steht im Mittelpunkt. Es ist ähnlich wie in einer mündlichen Prüfung. Eine belastende Lage, in der man befragt wird. Zum Glück gibt es keine Noten. Es wird viel gefragt. Anfangs natürlich: „Wie geht es ihnen?“ Es geht um die eigene Krankheit und die weitere Behandlung. Es wird besprochen, welche Probleme es gibt. Wie schlagen die Medikamente an? Welche Nebenwirkungen treten auf? Hat der Patient Fragen? Ein besonderer Besprechungspunkt in der Psychiatrie betrifft die Ausgangsregelung, wie lange man die Station verlassen darf. Durch die Aufregung bei der Visite kann es kommen, dass man nach dem Verlassen des Raumes feststellt, nicht über alles gesprochen zu haben. Ich gehe deshalb immer mit Notizen in die Visite. Das kann ich nur jedem empfehlen.

Gegen 16 Uhr haben die Patienten für sich selbst Zeit. Wer alleine sein möchte, kann sich in sein Patientenzimmer zurückziehen. Wirklich alleine ist er allerdings nicht, wenn seine Zimmergenossen sich ebenfalls dort aufhalten. Wer Gesellschaft sucht, kann diese im Aufenthaltsraum finden. Man kommt dort schnell mit anderen Patienten ins Gespräch. Fremde Menschen können einem vertraut werden.

Ich puzzle gerne. Bis jetzt habe ich bei jedem Krankenhausaufenthalt im Aufenthaltsraum mit Mitpatienten mehrere Puzzles fertig gestellt. Dabei kann man sich sehr gut unterhalten, und man sieht die Fortschritte beim Vorankommen des Puzzles.

Viele Patienten haben auch Kleinigkeiten (besonders wichtig Zigaretten!) einzukaufen. Jedes Krankenhaus hat einen Kiosk, oder es besteht die Möglichkeit, in einem Supermarkt in der Nähe einzukaufen. Wer die Station bzw. das Krankenhausgelände verlassen darf und will, muss bestimmte Regeln einhalten. Je nach Krankheitszustand sind, wie schon geschrieben, bestimmte Zeiten mit den Ärzten besprochen. Wer Ausgang hat, muss sich beim Personal ab- und wieder anmelden.

Für Besucher gibt es Besuchszeiten. Jeder kann Patienten in der Psychiatrie besuchen, es sei denn, es wird ausdrücklich verboten. Dies kann zum Beispiel der Patient selbst veranlassen, wenn er mit bestimmten Personen Probleme hat. Solche Konflikte können auch Thema der Behandlung werden.

In der Regel kommen enge Angehörige zu Besuch, die Dinge mitbringen. Dies betrifft vor allem Wechselwäsche. Jeder Patient bekommt einen Schrank zugeteilt, den er abschließen kann. Generell sollte man nur wenige Wertsachen haben. Der Platz für persönliche Gegenstände ist sehr begrenzt, so dass man etwas haushalten muss. Ich habe die Beobachtung gemacht, dass viele Patienten mit einer kleinen Tasche eingeliefert werden und bei der Entlassung drei große Tüten herausschleppen (PS: Die Tüten gibt es meist beim Personal, man muss nur nachfragen). Man richtet sich im Laufe seines Aufenthaltes ein, je länger man stationär ist, desto mehr Dinge benötigt man, und man lernt, jeden verfügbaren Platz zu nutzen.

Je besser es dem Patienten geht, desto mehr Freiheiten bekommt er. Dies zeigt sich in den Ausgangszeiten und besonders bei den Regelungen für die Wochenenden, an denen keine Therapien stattfinden. Es ist der Zeitraum, den jeder für sich planen kann.

Es ist sogar möglich, trotz stationärer Behandlung zu Hause zu übernachten. Dies wird als Belastungstest gesehen. Der Patient ist wieder in seinem privaten Umfeld. Häufig ist das ein Problem. Anfangs fühlt man sich in der Klinik fremd. Sobald man sich jedoch eingewöhnt hat, gibt die Klinik eine Sicherheit, einen besonderen Schutz vor der Umwelt. Jeder Patient braucht eine bestimmte Zeit, bis er sich wieder an das Leben außerhalb des Krankenhauses gewöhnt. Oft gelingt das nur in kleinen Schritten. Die Entlassung ist meist nochmal ein großer, belastender und entscheidender Schritt.

Wem dieser Schritt zu groß ist, hat die Möglichkeit, eine Tagesklinik zu besuchen. Die Patienten schlafen zu Hause, kommen aber täglich in die Klinik und haben analog zum stationären Aufenthalt Visiten, Untersuchungen, Behandlungen und Therapien.

Einen Lottogewinn hat, wer nach einem langen Krankenhausaufenthalt keine psychologischen Probleme mehr hat und ohne Medikamente auskommt. Die Statistiken zeigen leider, dass die meisten Patienten wieder schwere Krisen in der Zukunft bekommen. Psychische Krankheiten sind oft chronisch.

8. Aus Sicht der Medizin

„Die Medizin bzw. Humanmedizin befasst sich im weitesten Sinne mit der Erkennung (Diagnostik), Vorbeugung (Prophylaxe) und Behandlung (Therapie) körperlicher und seelischer Erkrankungen des Menschen. Medizin bezeichnet also sowohl die Wissenschaft von den menschlichen Krankheiten als auch deren praktische Anwendung." (Quelle: https://flexikon.doccheck.com/de/Medizin)
Für die Diagnostik einer Depression gibt es für die Ärzte Leitlinien. Diese bestehen aus Hauptsymptomen und Zusatzsymptomen. Es gibt verschiedene Fragebögen, die zur Befragung und Beurteilung der Patienten benutzt werden. Wer in Wikipedia unter Depression nachschaut, wird viele davon finden. Unterschiedliche Formen der Depression können diagnostiziert werden. Diese sind leichte, mittelgradige und schwere Depression. Das Diagnose-Schema nach ICD-10 (International Statistical Classification of Diseases and Related Health Problems) ist eine Klassifikation der Krankheiten. Seit 1991 gibt es eine Einteilung nach DSM-5 (Diagnostic and Statistical Manual of Mental Disorders (DSM), oder auf deutsch Diagnostisches und Statistisches Manual Psychischer Störungen). Dieser Diagnosekatalog enthält genauere Kriterien, welche von der Amerikanischen Psychiatrischen Gesellschaft erstellt wurde. Auch diesen benutzen die Ärzte.
Der Begriff endogene (innen entstandene) Depression umfasst ein depressives Syndrom ohne erkennbare äußere Ursache, das meist auf veränderte Stoffwechselvorgänge im Gehirn und genetische Veranlagungen zurückgeführt wird.

Psychische Erkrankungen in der Verwandtschaft erhöhen das Risiko, dass Angehörige die gleiche Krankheit bekommen. Ich betrachte Statistiken sehr kritisch, deshalb nenne ich wenig Zahlen. Es wurde festgestellt, dass, wenn ein eineiiger Zwilling depressiv wird, der andere in etwa 76% der Fälle auch eine klinische Depression entwickelt. Wenn eineiige Zwillinge getrennt voneinander aufgezogen werden, werden beide in etwa 67% der Fälle depressiv. Da beide Zwillinge so schnell depressiv werden, ist die Implikation, dass es einen starken genetischen Einfluss gibt. (Quelle: http://allaboutdepression.com/cau_03.html#1). Egal bei welcher Krankheit festgestellt wurde, dass sie vermehrt in Familien vorkommt, sollte man als Betroffener Ruhe bewahren. Bei einem erhöhten Risiko hat man die Möglichkeit, vorbeugend Untersuchungen durchführen zu lassen, frühzeitig auf Symptome zu achten und gegebenenfalls gezielte Behandlungen einzuleiten.
Meine Symptome der Depression habe ich in den letzten Kapiteln umfangreich beschrieben. Auf meinen letzten Krankmeldungen, die von Psychiatern ausgestellt wurden, befindet sich der Code F31.3 G: Bipolare affektive Störung, gegenwärtig leichte oder mittelgradige depressive Episode. Meine anfängliche Diagnose auf dem Arztbrief nach meiner ersten Krankenhausentlassung lautete F32.2: Schwere depressive Episode ohne psychotische Symptome. (Der Patient bedarf ständiger Betreuung. Eine Klinik-Behandlung wird notwendig, wenn das nicht gewährleistet ist.)
Häufig wird eine bipolare Störung erst nach längerem Krankheitsverlauf diagnostiziert. Eine depressive Phase wird einfacher erkannt. Bei leichten Manien gehen die Patienten selten zum Arzt. Dies war auch bei mir der Fall, so dass ich meine

endgültige Diagnose einer bipolaren Störung erst nach einigen Jahren bekam.
Psychiater haben gelernt, anhand der Symptomkataloge Diagnosen zu erstellen. Je mehr ich mich mit diesen Katalogen beschäftige, umso mehr verschwimmen die Abgrenzungen der einzelnen Merkmale. Letztendlich kommt es mir vor, als wäre jeder Mensch depressiv. Zum Glück erstelle ich keine Diagnosen. Ich beobachte allerdings aufmerksam meine Mitmenschen. Wenn ich Auffälligkeiten entdecke, spreche ich diese auch offen an. Am liebsten ist es mir, wenn ich nach meinen Erfahrungen gefragt werde.
Egal zu welchem Arzt ich gehe, fragt er mich zuerst nach meinem Befinden. Er erfasst die akute Situation. Ärzte handeln sachlich und nicht emotional. Der weitere Verlauf ist sehr unterschiedlich. Ich halte sehr viel von dem Hausarztmodell. Als chronisch Kranke bin ich froh, dass meine Ärztin meine ganze Krankheitsgeschichte kennt. Wichtig dabei ist, dass ich meiner Ärztin vertraue. Die Arztpraxis liegt in der Nähe, und ich kann sie zu Fuß erreichen. Auch meine „Stammapotheke" liegt um die Ecke. Dort besorge ich mir meine Medikamente. Noch bestelle ich sie nicht über das Internet.
Grundsätzlich aber gilt: mein Gegenüber muss nicht das Gleiche haben wie ich. Die Medikamente, die ich einnehme, sind individuell auf mich abgestimmt. Wenn in den Biographien von depressiv erkrankten Menschen, die ich gelesen habe, Medikamente genannt wurden, habe ich darauf besonders geachtet. Es gab mir das Gefühl, nicht alleine bestimmte Medikamente zu benötigen. Allerdings übertreffe ich mit meiner Anzahl von verschriebenen Tabletten die Angaben in diesen

Büchern. Wahrscheinlich liegt das daran, dass ich schon älter bin als die Autoren.

Ärzte beschäftigen sich natürlich auch mit Differenzialdiagnosen, also alternativ in Frage kommenden Krankheiten mit ähnlichen Symptomen. Dies führt dazu, dass eventuell weitere Untersuchungen durchgeführt werden.

Psychische Probleme können auch durch Hirntumore verursacht werden. Dies kann durch ein MRT ausgeschlossen werden.

Bei Stimmungsschwankungen wird meist die Schilddrüse untersucht. Eine Schilddrüsenunterfunktion (Hypothyreose) kann die Ursache sein. Bei einer Schilddrüsenunterfunktion bildet die Schilddrüse zu wenig der zwei Hormone Thyroxin (T4) und Trijodthyronin (T3). Dies kann anhand eines Bluttestes festgestellt werden (u.a. TSH-Wert). Mit einer Ultraschall- bzw. Szintigrafie-Untersuchung können Gründe wie eventuelle Knoten gefunden werden. Da die Ursachen allerdings vielseitig sein können, ist eine genaue Bestimmung nicht immer möglich.

Eine Schilddrüsenunterfunktion wird mit Tabletten behandelt. Auch bei mir wurde eine Schilddrüsenunterfunktion festgestellt, und seitdem nehme ich L-Thyroxin-Tabletten. Des Weiteren nehme ich seit vielen Jahren eine Tablette gegen Bluthochdruck (Telmisartan, ein Angiotensin-II-Rezeptor-Antagonist), der sich im Laufe der Zeit entwickelte. Die zwei Medikamente werden mir von meiner Hausärztin verschrieben.

Um meine Krankenakte zu vervollständigen, sei an dieser Stelle erwähnt, dass mein Cholesterinwert auch leicht erhöht ist. Eine gynäkologische Praxis gehört auch zu meinen „Ausflugszielen“.

Die teuren Psychopharmaka verschreibt mir meine Psychiaterin. Meist müssen diese über die Apotheke bestellt werden. Zum Glück übernimmt meine Krankenkasse die meisten Kosten. Oft habe ich trotzdem Zuzahlungen. Da kommt einiges zusammen. Ich will mich aber nicht beschweren, denn Geldprobleme habe ich nicht. Menschen mit finanziellen Einschränkungen können eine Zuzahlungsbefreiung beantragen. Bei meiner Hausärztin wird das akute Leiden behandelt. Meine Psychiaterin befragt mich nach meinem aktuellen psychischen Befinden. Sie kennen mich schon lange und haben in ihren Akten die meisten Informationen über meine Krankheitsverläufe.
Bei allen anderen Ärzten, zu denen ich nicht regelmäßig gehe, frage ich mich, ob sie genug Informationen über meine Krankengeschichte haben. Bei einem Erstbesuch füllt man einen Fragebogen aus. Es wird immer nach Medikamenten und Allergien gefragt. Nur bei der Krankenhauseinweisung wird eine Anamnese erstellt. Also genauer nachgefragt. Es wird sich auch nach Krankheiten in der Familie erkundigt. Aber was fällt mir bei einem ersten Gespräch alles ein? Im Laufe der Zeit habe ich immer mehr Krankheiten gehabt, die Krankenhausaufenthalte summieren sich, und die gesundheitlichen Probleme werden mehr. Darauf kann man in einem kurzen Gespräch nicht eingehen. Ich habe schon überlegt, ob ich neben meinem Lebenslauf, den ich für Bewerbungen erstellt habe, einen „Krankenlauf" erstelle, und diesen zum Erstgespräch mitnehme. Beim Facharzt fehlt oft die gesamtheitliche Betrachtung des Patienten.
Vielleicht lässt sich aus den letzten Zeilen schon erahnen, dass ich für eine digitale Patientenakte bin. Auch wenn dabei die

Gefahr besteht, dass meine Daten missbraucht werden. Für mich ist wichtiger, dass den Ärzten so viele Informationen wie möglich zur Verfügung stehen, um mich bestmöglich zu behandeln.

Derzeit erstellen die meisten meiner Ärzte eine digitale Krankenakte an ihren Computern anhand ihrer Unterlagen aus Papier. Dabei werden Arztbriefe, Befunde und Berichte eingescannt. Jeder Arzt macht seine eigenen Computereinträge. Ich möchte meine Unterlagen gesammelt gespeichert haben, so dass diese bei jedem Arztbesuch zur Verfügung stehen. Außerdem möchte ich selber Einsicht in meine Daten haben. Zudem gehe ich davon aus, dass Computerprogramme entwickelt werden, in denen Daten ausgewertet werden, um zum Beispiel Wechselwirkungen mit anderen Medikamenten anzuzeigen, Untersuchungsempfehlungen zu geben oder Behandlungsprofile zu erstellen. Für die Ärzte können dies nützliche Hinweise sein. Natürlich kann heutzutage der Computer mit entsprechenden Programmen keinen Arzt ersetzen. Mit dem Computer kann er allerdings die gespeicherten Daten schneller auswerten. Außerdem könnten Ärzte gezielter nach Begriffen suchen.

Die vielen Arztbesuche sind sehr zeitaufwendig. Durch meine halbe Arbeitsstelle kann ich mir Termine ab dem frühen Nachmittag geben lassen. Blutabnahmen müssen vor der Arbeit erledigt werden. Als Schwerbehinderte stehen mir fünf extra Urlaubstage zu. Die kann ich gut für Arztbesuche nehmen.

Durch meine psychiatrische Behandlung mit Medikamenten habe ich im Laufe der Zeit neue Fachärzte aufsuchen müssen, um Nebenwirkungen behandeln zu lassen. Dazu gehören zum Beispiel Hautarztbesuche wegen unreiner Haut. Gewichtszunahme, Muskelzucken, Müdigkeit, Haarausfall, Probleme mit der Konzentration und dem Gedächtnis habe ich als Nebenwirkungen kennengelernt. Wenn man die Packungsbeilagen liest, wird man häufig darauf hingewiesen, dass erhöhte Suizidgefahr entstehen kann. Das ist erschreckend, hängt aber mit der Dosierung zusammen, die erst ermittelt werden muss, eventuell bei einer stationären Behandlung. Leider wirken die Psychopharmaka erst nach Wochen. Ihre Wirkung tritt erst nach und nach ein.

In den letzten Jahrzehnten kamen neue Medikamente mit weniger Nebenwirkungen auf den Markt. So gibt es nur noch selten Probleme mit dem Speichelfluss oder unkontrollierbaren Bewegungen.

Die Wirkungsweise der Medikamente ist vielseitig. In der Klinik habe ich erlebt, dass man die Patienten inzwischen zunehmend über die Auswirkungen der Medikamente aufklärt. Aber wie soll ein Laie das alles verstehen? Durch mein Biologiestudium habe ich es leichter, die Zusammenhänge nachzuvollziehen.

Viele Psychopharmaka wirken über Neurotransmitter (Noradrenalin, Serotonin, Dopamin etc.). Dabei wird an den Nervenzellverbindungen (Synapsen) die Abgabe oder Aufnahme dieser Botenstoffe reguliert. Ich kenne nur die grobe Wirkung der Medikamente. Patienten sind keine Wissenschaftler, aber meist daran interessiert, wie die Medikamente in ihrem Körper wirken.

Leider lassen sich Psychopharmaka nicht gezielt einsetzen. Man kann heutzutage noch nicht messen, welche krankmachenden (pathogenen) Prozesse individuell gegeben sind. Sie finden im Gehirn statt, das sich schwer untersuchen lässt. Es hört sich eigenartig an, aber Depression ist eine Gehirnkrankheit. Biochemisch finden im Gehirn an den Nervenzellen falsche Prozesse statt. Diese kann man nicht am Patienten direkt untersuchen.

Die meisten Psychopharmaka beeinflussen die Menge der Neurotransmitter an den Synapsen. Dort kann sich ein Wirkstoff an Rezeptoren binden und zum Beispiel die Aufnahme von Serotonin hemmen (SSRI selektive Serotonin-Wiederaufnahmehemmer). Neuroleptika sind das gleiche wie Antipsychotika. Sie blockieren die Dopamin-Empfangsstellen (D-Rezeptor). Antiepileptika wirken vorwiegend auf spannungsabhängige Natrium-Kanäle der Nervenzellen und nicht auf Neurotransmitter.

Derzeit nehme ich folgende Psychopharmaka: Paroxetin ® (Wirkstoff Paroxetin gehört zu den Antidepressiva vom Typ der SSRI), Quetiapin® (Quetiapin ist ein Arzneistoff aus der Gruppe der atypischen Neuroleptika) und Lamotrigin® (Lamotrigin ist ein Wirkstoff aus der Gruppe der Antiepileptika). Aber auch Equilibrin® (Amitriptylinoxid), Fluoxetin®, Flucin® (Fluoxetin), Quilonum ret® (Lithiumcarbonat), Euthyrox® (Levothyroxin), Leponex® (Clozapin), Zyprexa® (Olanzapin), Citalopram® (Citalopram), Seroquel® (Quetiapin) standen auf meinem Speiseplan. Übrigens alles weiße Tabletten. Bei meinem letzten Krankenhausaufenthalt war eine blaue Tablette häufiges Gesprächsthema. Es handelt sich um Tavor® (Lorazepam), ein Schlaf- und Beruhigungsmittel (Tranquilizer), das zur Arzneimittelgruppe der Benzodiazepine zählt. Vielen Patienten wird es bei Einlieferung zum „Runterkommen“ gegeben. Über „weiße Tabletten“ kann man sich nicht unterhalten.

Informationen und Aufklärungen gehören heute zur Therapie dazu. Auch Gespräche mit Angehörigen werden durchgeführt. Diese finde ich besonders wichtig, da erstens viele Patienten unter anderem durch ihre häuslichen Probleme Krankheitssymptome entwickeln und zweitens nach der Entlassung viel Unterstützung notwendig ist. Es ist auch von Vorteil, wenn jemand die Einnahme der Tabletten überprüft. Nicht selten kommt es vor, dass Medikamente nicht mehr genommen werden, wenn es besser geht.
Viele Jahre habe ich Quilonum ret® (Lithiumcarbonat) eingenommen, das ein bewährtes und weit verbreitetes Phasenprophylaktikum (Stimmungsstabilisierer) ist. Es ging mir über 10 Jahre psychisch gut. Es ist bekannt, dass bei jahrelanger Einnahme von Lithiumcarbonat die Nierenfunktion schlechter werden kann. Leider stellte sich heraus, dass dies bei mir eingetroffen ist. Bei meinen regelmäßigen Blutkontrollen, die meine Hausärztin durchführt, ist eine Abweichung der Nierenwerte Kreatinin und GFR (glomeruläre Filtrationsrate) festgestellt worden. Um dies genauer zu untersuchen, wurde ich zu einer Nephrologin überwiesen.
Die Nephrologie ist ein Teilgebiet der Inneren Medizin. Grundsätzlich befasst sich die Nephrologie mit der Prävention, Diagnostik, konservativen (nicht-operativen) Therapie und Nachsorge von Nieren- und Hochdruckerkrankungen. Für meine Untersuchung sammelte ich zuhause 24 Stunden meinen Urin. Den brachte ich in die Arztpraxis, in der mir gleichzeitig Blut abgenommen wurde. Anhand dieser Analyse wird die Nierenfunktion genauer bestimmt. Ich habe eine leichte bis mittelschwere Nierenfunktionsstörung. Um diese nicht noch zu verschlimmern, setzte ich mit meiner Psychologin das

Lithiumpräparat ab. Wahrscheinlich war dies eine Ursache für meinen letzten psychischen Zusammenbruch.

Jedes weibliche, menschliche Wesen kennt die Besuche beim Gynäkologen. Ich habe mir zur Verhütung schon früh die Pille verschreiben lassen. Da ich Hautunreinheiten hatte die Antibabypille Diane®. Keine Pickel mehr zu haben, tut gut! Als ich, wegen des Preises, eine andere Pille einnahm, bekam ich zwei Probleme. Erstens wurde ich wieder zum „Streuselkuchen“, und zweitens kippte meine Stimmung. Im Nachhinein ist mir klar, dass das schon Depressionen waren. Ich wechselte wieder zur Diane®.

Es ist bekannt, dass Stimmungsschwankungen auch häufig mit dem Regelzyklus der Frau zusammenhängen. Meine Stimmung war prämenstruell deutlich schlechter. Kurz vor meinem ersten Krankenhausaufenthalt setzte ich die Pille ab. Meine Diplomarbeit lief schlecht, aber ein Ende war abzusehen. Ich und mein Mann planten Kinder.

Psychiater stellen dem Patienten keine Fragen nach dem weiblichen Regelzyklus. Warum nicht? Weil es auch Männer mit Depressionen gibt? Diese sind jedoch weniger betroffen als Frauen. Im Internet kann man nachlesen, dass Frauen zwei bis dreimal so häufig an Depressionen leiden wie Männer. Erklärt wird das nicht anhand unterschiedlicher Hormone, sondern mit anderen Verhaltensweisen von Männern.

Wochenbettdepressionen (baby blues) sind ein vorübergehendes Stimmungstief nach der Geburt. Als Ursachen werden extreme hormonelle Umstellungen genannt. Dies ist allgemein bekannt. Warum bin ich nach der Geburt meines Sohnes wieder in eine langandauernde Depression gekommen, die

einen stationären Aufenthalt notwendig machte? Wie ist der Zusammenhang mit den Hormonen?
Nach meinem letzten Krankenhausaufenthalt beobachtete ich wieder einen Zusammenhang meiner Stimmung mit meinem Regelzyklus. Ich habe mir von meiner Gynäkologin Desogestrel® (Hormon Gestagen) verschreiben lassen. Ich bin im Alter der Wechseljahre (Menopause) und mit der Hormoneinnahme sollen weniger hormonelle Schwankungen entstehen. Ich bekomme keine Regelblutung mehr, meine Stimmungskurve ist stabiler und bis jetzt hatte ich noch keine Schweißausbrüche. Meine Psychiaterin hat mir weder zu-, noch abgeraten, dieses weitere Medikament zu nehmen. Wie hängen Schwangerschaft, die Wechseljahre und Depressionen zusammen? Warum arbeiten Psychiater und Gynäkologen nicht zusammen?
Ich bin sehr gut darin, Fragen zu stellen. Wenn andere sie mir beantworten, höre ich interessiert zu und kann weitere Fragen stellen. Mir selbst die Antworten herauszusuchen, fällt mir wesentlich schwerer. Aber nichts ist unmöglich!

9. Wenn die Uhren anders gehen

Die affektive bipolare Störung bedeutet eine Erkrankung sowohl mit depressiven als auch manischen Phasen.
„Bipolare Störung ist die etablierte Kurzbezeichnung für die bipolare affektive Störung (BAS). Bei der BAS handelt es sich um eine psychische Erkrankung, die zu den Stimmungsstörungen (Affektstörungen) gehört. Die Krankheit zeigt sich durch extreme, zweipolig entgegengesetzte (= bipolare) Schwankungen, die Stimmung, Antrieb und Aktivitätslevel betreffen. Diese Auslenkungen treten phasenhaft auf und reichen weit über das Normalniveau hinaus. Die Betroffenen pendeln dabei zwischen Depression und Manie hin und her, ohne diese Wechsel willentlich noch kontrollieren zu können." (Quelle: https://de.wikipedia.org/wiki/Bipolare_St%C3%B6rung)
Die Depression steht bei mir im Vordergrund. Darüber habe ich bis jetzt viel geschrieben. Ich habe die Spirale abwärts mehrere Male erlebt und denke, dass ich merke, wenn es mir schlechter geht. Ich habe gelernt, damit umzugehen. Durch meine Verhaltenstherapie habe ich Methoden entwickelt, dagegen anzusteuern. Das fängt damit an, Wochenpläne zu schreiben, sich schöne Dinge vorzunehmen, Kontakt mit Menschen zu halten oder im Winter spazieren zu gehen. Intensivere, häufigere Gespräche mit meinem Ehemann helfen mir, indem ich meine Situation reflektiere, seine Beobachtungen erfahre und wir gemeinsam die nächsten Schritte planen.
Trotz dieser Hilfen rutschte ich doch mehrmals die Spirale abwärts. Nicht nur schleichend, sondern auch ganz schnell bis zum letzten Ende, dem nächsten „Stein" hinab. Da helfen nur

noch Arztbesuche. Die können dann dazu führen, dass eine Einweisung ins Krankenhaus folgt. Bei suizidgefährdeten, depressiven Menschen wird da nicht lange gewartet.
Aber es gibt auch die andere Seite, die Manie. Ich habe hypomanische Phasen. Hypomanisch heißt, dass ich eine abgeschwächte Form der Manie habe. Es gibt Menschen, die nur unter einer Manie leiden, also ohne Depressionen.
Manische Patienten sind meist euphorisch. Es herrscht eine Hochstimmung. Es ist ein besonderer Kick, vergleichbar mit der Wirkung beim Drogenkonsum. Ein gesteigertes überschwängliches Gefühl und optimistische Begeisterung treten auf. Dies kann zu Handlungen führen, die Schaffensdrang und positive Produktivität zur Folge haben. Auch menschliche Beziehungen werden anders wahrgenommen. Die übersteigerte, heitere und zuversichtliche Stimmung in einer Manie erzeugt ein Leben, in dem alles einfach aussieht. Die Spirale geht nicht abwärts. Die Patienten tragen eine „rosarote Brille".
Es kann vorkommen, dass in der Manie ein Gefühl entsteht, als wäre es ganz leicht, im Lotto oder Glücksspiel zu gewinnen. Der Zufall verliert seine Bedeutung, und der Eindruck entsteht, dass das Glück einem besonders zugewandt ist. Dies kann zur Folge haben, dass Einsätze erhöht werden. Dementsprechend kann viel Geld ausgegeben und verloren werden. Wer nicht aufhören kann, verschuldet sich und verliert sein Hab und Gut. Besonders tragisch wird dies, wenn Mitmenschen mit hineingezogen werden.
Menschen, die sich bereits in einer medikamentösen Behandlung befinden, können in der Manie davon überzeugt sein, diese nicht mehr zu brauchen. Sie nehmen ihre Medikamente

nicht mehr ein. Das hat schlimme Folgen. Irgendwann kommt der Knall, und alles verliert den Boden. Es kann dazu kommen, dass menschliche Beziehungen sich negativ verändern, große Geldmengen verspielt sind und Chaos das Leben überschattet. Meist führt das in eine Depression.
Zum Glück bekomme ich nur schwache Manien. Katastrophen sind bis jetzt ausgeblieben. Wenn ich in die Manie komme, nehme ich die Welt mit meinen Sinnen anders wahr. Dabei spielt die Zeit eine Rolle.
Es gibt Phasen, in denen bekommen Uhren eine besondere Bedeutung. Sie ticken mir dann zu laut. Gehen die Uhren falsch oder sind stehen geblieben, empfinde ich dies als ein Zeichen von Raum- und Zeitveränderungen. Die Uhren zeigen nicht mehr die Uhrzeit, sondern den Moment des Lebens.
In der Manie achte ich intensiver auf Muster in meiner Umgebung und sehe ähnliche Muster kurze Zeit später woanders. Zum Beispiel sehe ich ein Bild an der Wand. Sagen wir, es ist eine Skyline mit Hochhäusern. Die rechteckigen Formen der Fenster oder der Gebäude prägen sich bei mir ein. Wenn ich später unterwegs bin, verbinde ich Gegenstände mit diesem Bild. So kann es ein Teppich oder eine Gardine sein, in der mir das Muster von Quadraten und Rechtecken bekannt erscheint.
Manchmal bemerke ich Schatten an Hauswänden, die eine römische Zahl bilden. Es gibt diese Schattenformen, aber ich sehe darin etwas Besonderes. Ich frage mich, ob das irgendeine Botschaft ist. Natürlich weiß ich, dass Schatten dadurch entstehen, dass Licht von Gegenständen absorbiert wird. Es kommt zu hellen und dunklen Flächen. Das unterschiedliche Licht bewirkt Abbildungen. Ich habe diese Zahlen ab und an

schon mal fotografiert. Schadet ja nicht! Es ist nur eine kleine Datei auf dem Computer.

Dann ist da noch die Sache mit den Kleeblättern. Ich weiß nicht, ob sie der Depression, der Manie oder einer besonderen Begabung zuzuordnen ist. Ich habe schon hunderte, vielleicht sogar tausende vierblättrige Kleeblätter gefunden. Auch fünfblättrige und selten sechsblättrige sind dabei. Ich weiß noch, dass ich als Kind sehr intensiv im Garten und auf der Wiese vom Schulhof nach diesen besonderen Pflanzen gesucht habe. Ich fing an, sie zu finden. In unserem Garten kannte ich bald eine Stelle, an der immer wieder vierblättrige Kleeblätter zu finden waren. Mein ganzes Leben lang finde ich seitdem diese Kleeblätter. Wenn ich im Garten arbeite, auf dem Weg zum Bahnhof oder wenn ich mit Kollegen zum Mittagessen gehe. Das faszinierende sind allerdings die Kleeblätter, die ich beim Joggen finde. Da laufe ich schneller als beim Gehen die Wege entlang, und plötzlich merke ich, da war doch was. Ich laufe ein bis zwei Schritte zurück und finde ein vierblättriges Kleeblatt. Ich muss es dann auch pflücken, halte es die ganze Zeit in der Hand, bis ich zuhause bin. Dort presse ich es in einem Buch. Ich nehme ein Stück Papier, falte es und lege das leicht von mir mit den Fingern plattgedrückte Kleeblatt hinein. Gewöhnlich schreibe ich das Datum und den Fundort auf das Papier. Ich habe ein dickes Buch, in dem ich diese besonderen Funde sammle. Irgendwann war kein Platz mehr in dem Buch. Ich habe dann einen Ordner angelegt und die Kleeblätter mit der Papierhülle dort neu eingeordnet. Das Buch, das sich derzeit im Computertisch unter einem Papierstapel befindet, ist allerdings wieder voll.

Auch Geld habe ich schon oft gefunden. Natürlich sind es Münzen. Meist handelt es sich um einen Cent oder zwei Cent. Teilweise lagen die Geldstücke schon länger da. Das ist deutlich zu sehen, denn sie sind dreckig und verrostet. Es kommt vor, dass man genau hingucken muss. Leider habe ich in der letzten Zeit meist Unterlegscheiben gefunden. Es ist komisch, wie viele Unterlegscheiben verloren werden! Natürlich bückt sich außer mir (und meiner Schwester) keiner danach. Trotzdem, woher kommen die alle? Von Fahrrädern, Baustellen oder technischen Geräten?
Die Geld- und Unterlegscheibenfunde sammle ich auch. Ich habe einen Ordner, in dem ich Veranstaltungsprogramme, Eintrittskarten, Informationsmaterial, Urlaubserinnerungen und vieles mehr abhefte. Dies ist meist chronologisch. Aber so genau nehme ich es nicht. Jedenfalls klebe ich meine Fundstücke dort in einen jährlichen Übersichtskalender ein. In einem meiner ersten Krankenhausaufenthalte wurde mir gesagt, ich solle das Geld doch ausgeben. Diesen Rat habe ich nicht befolgt. Das bereue ich nicht. Es ist mein besonderes Geld. Leider finden sich auch in der Waschmaschine Geldstücke wieder. Die kann ich dann nicht mehr zuordnen.
Schon früher wurde mir beim Geräteturnen gesagt, ich solle nicht immer nach unten schauen. Mein Blick ist wohl meist zum Boden gerichtet. Vielleicht schimpfe ich auch deshalb nicht über die „Tretminen" (Hundekot). In Berlin soll es besonders schlimm sein. Allerdings habe ich dies schon lange keinen mehr sagen hören. Vielleicht, weil inzwischen doch viele Hundebesitzer einen Beutel mitnehmen, damit den Kot einsammeln und im Mülleimer entsorgen.

Ich habe Phasen, in denen fallen mir große Menschen besonders auf. Mir ist, als habe ich den Unterschied noch nie bemerkt. Wenn ich dann durch die Straßen gehe, kommen mir manche Menschen riesig vor. Stehe ich an einer Kasse an, kann es vorkommen, dass ich denke: Wie groß ist denn dieser Mann? Es gibt ja meist größere Männer als Frauen. Große Frauen fallen mir natürlich auch auf.
Und dann sind da noch die Ähnlichkeiten von Personen. Ich sehe eine Person, die mich an andere erinnert. Das kennt wohl jeder. Nur passiert mir das in diesen manischen Phasen sehr häufig. Ich habe erfahren, dass Mitmenschen diese Phasen erhöhter Aufmerksamkeit nicht ernst nehmen, wenn ich ihnen davon erzähle, weil sie jeder kennt. Dass mir das dreimal, viermal oder fünfmal passiert, wird nicht als etwas Besonderes gewertet. Es ist wie bei der Vergesslichkeit. Man geht in den Keller und weiß nicht mehr, was man wollte. Jeder kennt das. Nur mir passiert das viel häufiger. Statt dreimal gehe ich fünfmal in den Keller. Diese Schilderungen nehmen meine Mitmenschen auch nicht ernst.
Es kommt leider auch vor, dass ich Menschen gegenübersitze und mich komisch fühle, ihnen ins Gesicht zu schauen. Es ist, als ob ich sie verschwommen sehe. Das trifft es noch nicht ganz, aber es ist schwer, dies zu beschreiben. Es ist eine Verzerrung der Gesichter, ein Gefühl der Unsicherheit und unangenehmen Wahrnehmung. Es kann sein, dass ich dann erröte.
Ich denke, ich erkenne inzwischen meine manischen Episoden schnell. Ich versuche, rational über die Besonderheiten nachzudenken. Ich mache mir bewusst, dass es mit meiner Krankheit zusammenhängt. Durch Ablenkung kann ich die Situationen meist beenden.

Mein dritter Stein, die Einweisung in die Klinik in einer manischen Phase, erfolgte laut Arztbrief:
„Die Pat. kam in Begleitung ihres Ehemannes in unsere Aufnahme aufgrund seit wenigen Wochen progredient bestehender, gehobener, gereizter Stimmungslage i.R. einer bipolaren-affektiven Störung. Fremdanamnestisch kam es in den letzten Wochen vermehrt zu vermehrtem Redefluss, reduziertem Schlafbedürfnis sowie realitätsfremden Ideen bis hin zu überwertigen Ideen. Die Pat. selbst bezeichnet ihre Stimmung als euphorisch, ihren Antrieb als gesteigert und äußerte diskretes Beziehungserleben."
Meine Euphorie betraf die Forschung. Durch mein Studium habe ich mich immer mit der Wissenschaft befasst. Meine Schwerpunkte liegen im humanen, molekularbiologischen und genetischen Bereich. Die Forschung macht enorme Entdeckungen. Während meines Studiums steckte die Genetik in ihren Anfängen. Inzwischen gibt es Automaten zum Sequenzieren, Datenbanken und Analyseverfahren für Gene. Ich bin immer noch begeistert. Im Bereich der Zellbiologie werden immer mehr Stoffwechselwege beschrieben. Die Menschheit entdeckte in den letzten Jahren so viel! Kein Wunder, dass man da euphorisch werden kann. Ich habe mich immer intensiver mit den Entdeckungen beschäftigt und entwickelte eigene Ideen.
Die Spirale ging bei mir nicht wie in der Depression abwärts, sondern aufwärts. Auch diese Richtung muss man stoppen, sonst verzerrt sich die Realität.
Vielleicht haben einige große Wissenschaftler in einer manischen Phase ihre Entdeckungen gemacht. Der Drang und die

Begeisterung für ein Thema können Berge versetzen oder einem den Schlaf rauben.
Zu Beginn meiner Krankheit sagte ich manchmal, dass ich die Zeit anhalten möchte. Es waren die Momente, an denen ich mich glücklich fühlte. Vielleicht ahnte ich, dass mein Leben sich extrem verändern würde.
Es gilt, die Mitte zwischen Depression und Manie zu finden. In diesem Gleichgewicht gehen die Uhren wieder normal.

10. Der Weg, um Antworten zu finden

Je länger ich mich mit meiner Krankheit beschäftige, desto mehr Antworten auf Probleme finde ich. Warum tue ich gewisse Dinge, warum beschäftigen mich immer wiederkehrende Gedanken und Gefühle? Was habe ich erlebt, dass sich bestimmte Situationen immer wiederholen? Während ich diese Zeilen schreibe, denke ich an negative Gefühle. Aber es gibt auch viele positive. Vielleicht braucht man für die positiven Erlebnisse keine Erklärung, denn sie machen das Leben unbewusst lebenswert. Die negativen Erfahrungen belasten das Leben, nicht die positiven.

Ich gehöre zu den depressiven Menschen, die besonders unter der dunklen Jahreszeit leiden. Die wärmende Sonne ist kaum da, das Licht des Tages ist sehr kurz, und an trüben Tagen erscheint die Welt nass und grau.

Die erste Phase der dunklen Monate ist die Weihnachtszeit. Dann ist das alte Jahr vorbei und ein neues Jahr beginnt. Dies immer noch mit wenig Helligkeit am Tag. Darauf folgt die Zeit, in der man auf die ersten Frühjahrsblumen wartet.

Ich kann alle diese Phasen nicht genießen. Ich glaube, am meisten fehlt mir, dass ich nicht viel draußen bin. Im Frühjahr, Sommer und Herbst bin ich viel im Garten. Ich pflanze, gieße und ernte. Als Kind wurden meine Geschwister und ich so viel wie möglich nach draußen geschickt. Wir spielten auf der Straße Fangen, Ballspiele und Gummitwist. Ich spielte mit Leidenschaft im Sandkasten. Wir hatten eine Garage nur mit Rollern, Dreirädern und Fahrrädern. Die Straße vor unserem

Haus war eine Sackgasse, die mit einem Wald endete. Dort spielten wir stundenlang mit den Nachbarskindern.
Die Weihnachtszeit war die Zeit, in der wir im Haus spielten. Wir beschäftigten uns mit Gesellschafts-, Brett- und Kartenspielen. Dazu gehörten Skat, Doppelkopf und Schach.
Es war verboten, im Haus Verstecken zu spielen. Da meine Mutter aber sehr häufig in die Stadt fuhr, um Weihnachtsgeschenke zu besorgen, nutzten wir Kinder diese Zeit, um mit Nachbarskindern im ganzen Haus das verbotene Spiel zu spielen.
Und dann war da noch das Warten auf den Postboten. Eigentlich kamen im Dezember täglich Pakete. Die Freude, wenn der eigene Name darauf stand, war riesig. Pakete an andere führten zu Neid. Es gab aber kein Kind ohne Paket an Weihachten. Alle konnten am Heiligen Abend genug Geschenke auspacken.
Warum fallen mir heutzutage die dunklen Winter so schwer? Warum kann ich nicht die Weihnachtszeit genießen? Eine mögliche Antwort fand ich in einer psychologischen Gruppentherapie. Es ging um Gewalt. Es fing an, dass eine Mitpatientin von Gewalt in der Ehe sprach. Dass trotz Jähzorn und Schlägereien eine Ehe 30 Jahre bestehen kann, für mich ist dies unvorstellbar und schrecklich. Meine Ehe ist harmonisch. Sollte mein Ehemann einmal handgreiflich werden, würde das auf jeden Fall Konsequenzen haben.
Der Begriff Jähzorn ist mir fremd. Ich kenne keine Menschen mit dieser Eigenschaft. Es wundert mich aber nicht, wenn der Jähzorn und die Gewalt unter Lebenspartnern dazu führen, dass die Kinder ebenfalls dieses Verhalten zeigen. Gewalt und Hass gehen an Kindern nicht spurlos vorbei. Ein Kind lernt von

seinen Eltern. In den ersten Kinderjahren besteht die ganze Welt nicht aus Kontinenten, Ozeanen und Völkern, sondern das Zuhause der Familie gibt den Raum der ersten Erfahrungen.

Es gab Zeiten, da war es üblich, Kinder mit Schlägen zu erziehen. In der Schule mit dem Rohrstock bestraft zu werden, wurde nicht infrage gestellt. Keine Eltern konnten Lehrer deshalb anzeigen. Die Erziehungsmethoden haben sich geändert. Zuerst verschwanden die Schläge aus der Schule. Die Pädagogen entwickelten neue gewaltfreie Erziehungsmethoden. In Deutschland entstanden Gesetze zum Wohl und Schutz des Kindes. Nicht nur Kinder werden erzogen, sondern auch Eltern. Es dauert seine Zeit, bis das Umdenken in der Gesellschaft stattfindet. Es dauert Jahre und Generationen, bis die alten Gewohnheiten durch neue Gewohnheiten ersetzt werden.

Mein Vater ist mit Zucht und Ordnung aufgewachsen. So gehörte sich das damals. Meine älteren Geschwister wurden mit Bügeln und Teppichklopfer im Keller versohlt. So wird es jedenfalls erzählt. Wurde etwas kaputt gemacht, wurde der Schuldige gesucht. Wenn sich kein Einzelner fand, mussten eben alle Kinder in den Keller.

Als jüngere und kleinere Schwester habe ich diese harten Bestrafungen nicht mehr erfahren. Aber es gibt einen unvergesslichen Moment in meinem Leben. Ich weiß nicht, was der Grund war, weshalb mir mein Vater Schläge androhte. Ich erinnere mich nur daran, dass ich eine tierisch große Angst hatte. Ich versteckte mich hinter der Tür meines Zimmers. Mein Vater suchte mich. Ich konnte durch den Türschlitz sehen, dass er auch in meinem Zimmer nachschaute. Aber hin-

ter die Tür sah er nicht. Es muss wohl gegen Ende des Tages gewesen sein. Denn ich verbrachte die Zeit bis zum Schlafengehen hinter der Tür. Wahrscheinlich kam es mir wie Stunden vor. Ich weiß nicht mehr, wie alt ich war. Ich muss jünger als 11 Jahre alt gewesen sein, denn mein Vater starb plötzlich und unerwartet, als ich 11 Jahre war.
Die Situation hinter der Tür und diese Angst begleitet mich mein ganzes Leben. Wahrscheinlich hat es den Spaß und die schönen Gefühle des verbotenen Versteckspiels verdrängt, überlagert oder zerstört. Das können wohl die Psychiater bzw. Psychologen genauer erklären.
Eine weitere Situation bezüglich Weihnachten war folgende: Jedes Kind kommt in das Alter, indem es auch anderen etwas zu Weihnachten schenken möchte. In dem Jahr, als es bei mir soweit war, wollte ich natürlich jedem etwas schenken. Da ich damals nichts kaufen konnte, fing ich an, aus Papier Dinge zu basteln. Über jede Person machte ich mir Gedanken, was sie gebrauchen könnte. Ich weiß noch, dass ich ein Kissen aus Papier, Kleber und Farbe herstellte. Alle meine Papiergeschenke versteckte ich in einem Schrank. Als der Heilige Abend da war, getraute ich mich nicht, meine gebastelten Geschenke aus dem Schrank zu holen. Ich schämte mich. Auch heute schenke ich sehr, sehr, sehr ungern.
Der plötzliche Tod meines Vaters durch Herzversagen hat ebenfalls Spuren hinterlassen. Später ging es mir manchmal so, dass ich Angst hatte, nach Hause zu kommen. Angst davor, dass etwas Schlimmes passiert sein könnte. Irgendwann wurde mir bewusst, dass diese Angst mit dem Tod meines Vaters zusammenhängen könnte.

An dem Tag, als mein Vater starb, war ich im Kindergottesdienst. Wir waren regelmäßig sonntags in der Kirche. Als ich nach Hause kam, stand meine Mutter weinend auf der Treppe und sagte: „Papa ist tot." Dies war ein einschneidendes Erlebnis. Hat doch dieser Tag auf einen Schlag mein Leben verändert!

In meiner Erinnerung hat mein Vater mich an diesem Sonntagmorgen geweckt und mich gefragt, ob ich nicht mitkommen wollte. Er fuhr zu einem Volkslauf, wie man früher das Joggen nannte. Ich würde etwas verpassen. Eigentlich kann ich es nicht erklären, warum ich mitkommen sollte. Hatte ich doch mit 11 Jahren nichts mit Volksläufen zu tun. Ich glaube, dass ich seit dieser Zeit Tagebuch geschrieben habe. Bis jetzt habe ich diese aber noch nicht wieder gelesen (bzw. nur teilweise). Jedenfalls fuhr mein Vater nicht allein zum Volkslauf, sondern Geschwister waren bei ihm.

Am nächsten Tag ging ich zur Schule. Mein Schulweg bestand aus einer Busfahrt und einem längeren Fußweg. Wir waren eine kleine Gruppe, die früher in der Grundschule zusammen in einer Klasse waren.

An dem Montag nach dem Tod meines Vaters ging ich diese Strecke schweigend. Auf dem Schulhof umzingelten mich die Schüler der Grundschule. Einer sagte, dass er gehörte hätte, mein Vater wäre gestorben. „Das stimmt doch nicht.", sagte ein anderer. Da kamen mir die Tränen. Ab da hat es sich herumgesprochen, was passiert ist.

Später fiel es mir nicht schwer, über den Tod meines Vaters zu sprechen. Er ist schon so lange tot, dass sein Grab aufgelöst ist. Große Probleme hatte ich allerdings, dies in der Verbindung mit meiner großen Familie zu erzählen. Wenn ich von meiner Familie erzählte, wurde ich häufig nach dem Beruf meines Vaters gefragt. Dann kam der Moment, an dem ich von dem Tod meines Vaters sprechen musste. Heute habe ich das Problem, von meiner großen Familie im Zusammenhang mit meiner Depression zu sprechen. Ist es da nicht naheliegend, dass die Menschen denken, ich hätte zu wenig familiäre Zuneigung bekommen?

Ein anderer Todesfall in der Familie ist schon viel länger her. Meine älteste Schwester verunglückte, als ich zwei Jahre alt war. Verständlicherweise habe ich daran keine Erinnerungen mehr. Was bewirkt diese Situation bei einem zweijährigen Kind? Ich weiß es nicht. Ich weiß aber, dass meine Mutter dieser Verlust bis an ihr Lebensende schmerzte. Da helfen auch weitere Kinder nicht.

Der Tod von lieben Menschen ist ein Schicksal, das man nicht ändern kann. Es hilft nur, durch Trauer diesen Verlust zu bewältigen. Jeder tut dies auf seine Weise. Dabei kann er sich Unterstützung holen. Gespräche mit Verwandten und Bekannten können helfen. Wenn dies nicht reicht, gibt es heutzutage geschulte Psychologen, die sich mit Trauerbewältigung auskennen. Sie können versuchen, das Thema Tod zu besprechen und das Leben ohne den verlorenen Menschen neu zu ordnen. Sie können helfen, den Trauerschmerz, das Verlustgefühl zu lindern. Aber den Toten können sie nicht ersetzen. Tote werden nicht mehr lebendig.

Die dunkle Zeit mit Weihnachten kehrt jährlich wieder. Die Tage mit kurzer Helligkeit sind eine Zeit, die bei vielen Menschen zu schlechten Stimmungen und Depressionen führt. Ich gehöre leider dazu. Aber ich habe die Gelegenheit, etwas

dagegen zu tun. Nun liegt es an mir, meine Einstellung zum Winter zu ändern.
Für letztes Jahr hatte ich mir vorgenommen, den Weihnachtsschmuck zu genießen, öfter baden zu gehen und Milchreis zu essen. Letzteres mit selbst eingemachtem Obst, Zucker und Zimt. Alles habe ich nicht umgesetzt. Beim Genießen des Weihnachtsschmucks fehlen mir die Menschen, die sich mit mir freuen. Mein Ehemann und mein Sohn machen sich nichts aus der Weihnachtszeit. Die werde ich wohl auch nicht mehr ändern können. Es wird mir schwerfallen, für mich eine besinnliche Zeit zu erschaffen. Zu meinen persönlichen Erfahrungen kommt die schreckliche Kommerzialisierung hinzu. Das fängt im häuslichen Bereich an, wenn man kiloweise Werbung für Weihnachtsartikel aus dem Briefkasten holt. Sobald man seinen Fernseher anschaltet, wird ebenfalls geworben. Besonders schlimm finde ich den Kaufrausch in den Geschäften. Kinder wünschen sich heutzutage elektrische Geräte. Ein neues Handy, einen neuen Computer, Videospiele, DVDs etc. Dies führt dazu, dass inzwischen sehr viele Gutscheine verschenkt werden. Dann kann sich der Empfänger seinen Wunsch selber erfüllen. Da ich, wie beschrieben, nicht gerne schenke, macht es mir keine Freude, mich mit Geschenken zu befassen. Ich habe mit meiner Familie vereinbart, sich gegenseitig nichts zu schenken. Nur als mein Sohn noch klein war, konnte ich mich beim Auspacken mit ihm freuen. Kinderfreude überträgt sich schnell auf mich.
Ich arbeite an einer neuen „Weihnachts-Strategie". An den alten Ideen kann ich immer noch festhalten. Diese sollte ich dann natürlich auch umsetzten. Ich kann aber auch neue Ansätze ausprobieren. Kürzer werden die Tage nur bis zum

21. Dezember. Ich kann versuchen, mir bewusst zu machen, dass dann die Tage wieder heller werden. Für mich schmücke ich mein Zuhause. Letztes Jahr habe ich eine Empfehlung meiner Psychotherapeutin umgesetzt. Sie riet mir zu Spaziergängen, bevor es dunkel wird. Zudem benutze ich eine Tageslichtlampe. Des Weiteren werde ich meine Pläne in einen „Sommer- und Winterfahrplan" strukturieren.
Jetzt erst fällt mir auf, dass ich noch nicht geschrieben habe, wo wir zu Weihnachten sind. Seitdem mein Sohn klein ist, fahren wir zu meinem Schwiegervater. Es ist ein weiter Weg. Eine Autofahrt von 7-8 Stunden braucht die Anreise. Wir verbringen immer eine schöne, entspannte Zeit dort. Vor allem lassen wir unsere Arbeit zu Hause. Die Besuche bei meinem Schwiegervater sind immer sehr schön, egal zu welcher Jahreszeit wir dort sind. Mit der Familie meiner Schwägerin treffen wir uns meistens bei einem gemeinsamen Restaurantbesuch. Nur am Heiligabend treffen wir uns vorher bei ihnen zuhause. Nach Kaffee und Kuchen werden die Geschenke ausgepackt. Eben viele elektrische Dinge, Gutscheine und Geld. Innerhalb der Familie meiner Schwägerin werden auch persönlichere Sachen wie selbst gestrickte Mützen verschenkt. Jeder von ihnen freut sich beim Auspacken über das Geschenk. Aber tun sie das wirklich?
Wie viel mir zu Geschenken einfällt! Es ist da noch diese tiefe Enttäuschung über ein Geschenk meiner Patentante. Ich wünschte mir eine Gitarre. Ich lernte Klavier, hatte allerdings keine Freude daran. Eine meiner Schwestern spielte auf ihrer Gitarre, und wir sangen dazu Kinderlieder. Ich wollte auch lieber Gitarre spielen. Der Wunsch nach einer Gitarre wurde an meine Patentante weitergegeben. Sie besuchte uns und

brachte eine alte, kleine Gitarre mit. Ich war enttäuscht. Ich wollte genauso eine Gitarre wie meine Schwester. Ich stellte das Instrument in eine Ecke und quälte mich weiter mit den Klavierstunden.

Nach dem Beginn meiner Krankheit habe ich immer wieder Gitarren in die Hand genommen. Es gab eine Zeit, in der viele Freunde von mir eine alte Gitarre auf dem Flohmarkt kauften. Ich glaube, sie standen nur in der Ecke. Trotzdem erzählten alle, sie würden gerne spielen, aber taten es nicht.

Ich habe mir autodidaktisch etwas Gitarrespielen beigebracht. Es gibt ein Buch, das sehr gut zum Lernen geeignet ist und das interessanterweise viele Gitarrenspieler kennen: das Gitarrenbuch von Peter Bursch (Band 1). Ich lernte damit, Griffe zu spielen und dazu zu singen.

Seit einigen Monaten nehme ich Gitarrenstunden. Von dem Musikpädagogen bin ich sehr begeistert. Leider hat er einige gesundheitliche Probleme. Ich hoffe, er bleibt mir lange erhalten.

Das ernsthafte Spielen der Gitarre - ich übe jetzt täglich außer Mittwoch - ist auch automatisch eine große positive Veränderung der dunklen Tage.

Es gibt viele depressive Menschen, die das Gefühl haben, andere würden über sie sprechen. Ich kenne das auch. Vielleicht sind das bei mir die Auswirkungen auf die Abende, an denen ein älterer Bruder seine Freunde zu Besuch hatte. Ich konnte bei dem Krach nicht schlafen. Wenn ich in meinem Nachthemd loszog, um mich zu beschweren, wurde ich meist nicht ernst genommen. Im Gegenteil. Es wurde sich darüber lustig gemacht. Ist das wirklich die Erklärung, oder spielen da ganz andere Erfahrungen eine Rolle? Wie erklären sich andere Menschen das, wenn sie denken, dass andere über sie sprechen bzw. herziehen?

Als letztes ist da noch die Sache mit dem Problem des Schreibens. Seit meinem letzten Krankenhausaufenthalt ist es besonders schlimm. Es fällt mir schwer, an andere zu schreiben. Es hängt viel davon ab, an wen ich schreibe. Grundsätzlich: je mehr ich an viele Leute gleichzeitig E-Mails schreibe, desto mehr bin ich verunsichert. Dadurch entstehen dann besonders viele Rechtschreib- und Grammatikfehler.

Ich gehöre zu der Generation, in der es in der Schulzeit keine Computer gab. Alles wurde per Hand geschrieben. Für die Abschlussarbeiten des Studiums wurden Schreibmaschinen benutzt. Am Ende meines Studiums lösten die Computer die Schreibmaschine ab. Ich bin also nicht mit dem Computer aufgewachsen. Ich habe die Benutzung erst spät gelernt. Anfangs waren die Programme nicht so einfach und übersichtig. Viele Funktionen sind dazu gekommen. Das erschwerte die Benutzung. Heute wachsen die Kinder mit den Neuerungen der Technik auf.

Ich habe schon immer Probleme mit dem Schreiben auf Papier gehabt. Ich machte viele Fehler. Damals wurde mir eine Legasthenie bescheinigt. Das wurde durch Üben viel besser. Macht man heutzutage am Computer Fehler, kann man die Rechtschreibung und Grammatik korrigieren. Allerdings schützt das auch nicht vor Fehlern!

Als Kind mussten wir einen Dankesbrief nach jedem Geschenk an die Patentanten schreiben. Ich habe das gehasst. Natürlich wollte ich keine Fehler machen. Ich habe nicht gelernt, dass Schreibfehler zum Leben dazu gehören. Besonders wenn man als Kind mit dem Schreiben anfängt.

Derzeit schreibe ich viel lieber mit dem Computer. Er erkennt Fehler, und ich kann sie korrigieren. Trotzdem bin ich so unsicher, dass ich zum Beispiel meine geschriebenen E-Mail-Texte mit Word mehrmals überprüfe. Das ist auf Dauer auch keine Lösung. Vor allem, weil ich anfange, die Worte und Sätze immer wieder umzustellen. So kann es kommen, dass ich Sätze völlig verdrehe.

Ich habe in diesem Kapitel über immer wiederkehrende negative Erinnerungen geschrieben, die sich zu schlechten Gefühlen verdichtet haben und Bestandteil meiner Abwärtsspiralen sind. Im Laufe meines Lebens überlegte ich mir Erklärungen. Wenn schlimme Gedanken auftraten, habe ich auch nach Ursachen in der Vergangenheit gesucht. Die Erklärungen haben bewirkt, dass die Gedanken nicht verschwinden, aber weniger häufig auftreten. Und wenn sie auftreten, weiß ich, dass in der Vergangenheit nicht alles abgeschlossen ist. Wenn das Bewusstsein die alten Erlebnisse neu bearbeitet, finden Veränderungen statt. Es ist, als ob diese Erklärungen gegen die schlechten Gefühle gekämpft haben. Die Spuren der schrecklichen Erfahrungen verwischen.

11. Im Wandel der Zeit

Alles ist im Wandel. Die Gegenwart wird zur Vergangenheit und die Zukunft zum Jetzt. Oder: „Heute ist die Zukunft von gestern." In den 24 Stunden eines Tages werde ich jede Stunde, jede Minute bzw. jede Sekunde älter. Nicht nur ich, sondern die ganze Welt! An einem Tag passiert so viel, und was davon ist wichtig? Alles! Leider können wir uns nur an sehr wenig davon erinnern. Jeder Moment prägt uns bewusst oder unbewusst. Unser Körper verändert sich. Er verbraucht sich. Andererseits können auch heilende Prozesse stattfinden, so dass Krankheiten vorüber gehen können. Letztendlich können wir das Altern heutzutage noch nicht verhindern. Die Menschheit arbeitet aber daran, den körperlichen Verfall zu verlangsamen und die Gesundheit zu verbessern.
Während einer Krankheit möchte man, dass die Zeit schnell vergeht. In einer depressiven Phase ist das nicht anders. Allerdings verlässt uns immer mehr der Mut, so dass der ganze Wert des Lebens infrage gestellt wird. Das vergangene Leben erscheint wertlos und unwichtig. Die Zukunft wird pessimistisch gesehen. Was hat das alles für einen Sinn? Meiner Meinung nach stellt sich jeder im Laufe seines Lebens diese Frage. Meist aber in der Zeit des Erwachsenwerdens. Entweder findet man seine eigene Antwort oder akzeptiert, dass diese Frage unbeantwortet bleibt. Viele Menschen finden ihre Antwort in der Religion. Der Glaube an Gott, Götter oder übernatürliche Kräfte bietet Antworten. Ich bin evangelisch erzogen worden. Mit mir wurde gebetet, und ich ging in die Kirche. Durch meine naturwissenschaftliche Ausbildung weiß ich,

dass das, was in der Bibel steht, biologisch nicht erklärbar ist. Die Menschen, mit denen ich in Kontakt stehe, stehen der Kirche sehr kritisch gegenüber. Ihre Meinung beeinflusst mich. Wenn ich nur mit streng gläubigen Menschen leben würde, ginge ich wahrscheinlich jeden Sonntag in die Kirche.

In der westlichen Welt verliert die Religion stark an Bedeutung. Die Kirche hat auch in Deutschland einen schwierigen Stand. Immer mehr Menschen treten aus der Kirche aus oder lassen ihre Kinder erst gar nicht taufen. Ich habe erlebt, dass die religiösen Rituale wie Taufe, Konfirmation (evangelisch), Kommunion (katholisch) oder kirchlich zu heiraten immer seltener werden. Auch Beerdigungen finden weniger mit einem Pfarrer oder Pastor statt.

In meiner Grundschulzeit sollten wir im Religionsunterricht einmal das christliche Ostern und das weltliche Ostern malen. Heutzutage liegt der Schwerpunkt bei den Kindern zu Ostern darauf, die Schokoladeneier zu suchen, zu Weihnachten Geschenke zu bekommen, und St. Martin wird durch Halloween ersetzt. Unsere christlichen Feiertage sind eigentlich nur noch „Freie Tage" von Schule und Arbeit. Für mich ist dieser Wandel einer von vielen, die ich im Laufe meines Lebens erlebt habe. Auf der einen Seite beneide ich meine Mutter, die mit „Gott" sterben konnte, auf der anderen Seite habe ich meinen Sohn nicht taufen lassen. Ich kenne die Zehn Gebote. Es gibt in Deutschland Gesetze, die das Lügen, das Betrügen, das Stehlen und das Morden bestrafen. Das Gebot, du sollst nicht ehebrechen, wird dagegen liberaler gehandhabt. Viele christliche Werte sind in der demokratischen Politik verankert, so dass die Religion bedeutungsloser geworden ist. Wichtiger aber ist, dass andere wegen ihrer religiösen Ansicht nicht

verfolgt werden. Das ist leider in vielen Ländern noch der Fall und führt zu Vertreibungen und Kriegen.
Die deutsche Geschichte lieferte ein abschreckendes Beispiel. Es leben noch die letzten Zeitzeugen, die in Konzentrationslagern im zweiten Weltkrieg gefangen waren. In Interviews schildern sie eindrucksvoll ihre schrecklichen Erlebnisse. Sie waren damals Kinder und wurden entscheidend geprägt. Ihr Aufruf, solche schlimmen Zeiten nie mehr aufkommen zu lassen, wird nicht vergessen. Wenn es aber keine lebenden Zeugen mehr gibt, wird weniger von dieser Zeit und dem Holocaust berichtet werden.
Die vorherige Generation kennt noch Krieg und Leid. Sie haben den zweiten Weltkrieg, die noch älteren auch den ersten Weltkrieg, erlebt. Kriege gibt es immer noch auf unserer Erde. In Deutschland herrscht Frieden. Im Verbund der Europäischen Gemeinschaft (EU gegründet 1993) wird vieles getan, um diesen zu erhalten. Bitte, bitte, lasst mich nie einen Krieg erleben!
Ich wünsche mir eine friedliche Welt. Durch unsere Medien ist die Menschheit heutzutage in der Lage, sich pausenlos global auszutauschen. Es gibt circa 200 Staaten. Ihre Kulturen und Politik sind noch sehr unterschiedlich. Es haben sich verschiedene Unionen und Bündnisse gebildet, und die Welt polarisiert sich. Weltweit wird wieder aufgerüstet. Mit den Waffen kann die Menschheit mehrere Male ausgelöscht werden. Auch ohne Waffen ist unser Planet mit all seinen Lebewesen gefährdet. Naturkatastrophen werden häufiger. Vielleicht befinden wir uns an einem Wendepunkt. Entweder gegeneinander Kriege führen oder miteinander die Welt retten.

In einer depressiven Phase können Nachrichten sehr beängstigend sein. Meist wird viel Negatives berichtet. Wer mit sich selbst kämpft, bekommt dadurch keine Hilfe. Der Blick in die Zukunft wird grau und dunkel. Die Vergangenheit ist unbedeutend, oder persönliche schlechte Erfahrungen treten in den Vordergrund. Alles wird pessimistisch gesehen. Die Welt konzentriert sich auf sich selbst im Hier und Jetzt. Man verbraucht die Reserven der Lebensenergie. Man fühlt sich nur als winziger unbedeutender, vielleicht sogar belastender Teil in der Gesellschaft und kann sowieso nichts ändern.

In der Manie kann es sein, dass man glaubt, man verstehe die ganze Welt und könne sie retten. Man wird überoptimistisch. Es ist wie bei vielen Dingen: Die Mitte ist wohl das Beste.

Nach meiner letzten Krise habe ich viel gelesen. Durch die Corona-Pandemie war ich viel zuhause. Das Buch „Die Geschichte der Menschheit" (Harari und Neubauer 2013) hat mich sehr beeindruckt. Harari zeichnet den Werdegang der Menschheit eindrucksvoll nach. Zuerst gab es Jäger, dann Sammler. Feuer und Werkzeuge veränderten das Leben. Viele Entdeckungen und Erfindungen haben den Menschen zu dem gemacht, was er heute ist. Er hat gelernt zu malen, zu lesen, zu schreiben und zu rechnen. Er kann abstrakt denken. Der Mensch verdankt seine Vormachtstellung glücklichen Umständen, seiner Sprache und Neugier. Sein Geschäftssinn und technisches Vermögen entstehen. Dabei geht die Entwicklung von Kapitalismus, Religion und Technologie seit Jahrhunderten untrennbar voran. Fortschritt misst Harari am erreichten Glück.

In einem weiteren Werk „Homo Deus" (Harari und Wirthensohn 2017) beschäftigt er sich mit der Zukunft. Er stellt

Überlegungen an, was mit unserem Planeten durch die neuen Technologien passieren kann. Der Mensch hat nun schöpferische wie zerstörerische Fähigkeiten.
Naturkatastrophen wie Tsunamis und Brände haben die Welt erschüttert, solange ich lebe. Aber sie haben es auch schon Jahrzehnte, Jahrhunderte und Jahrtausende zuvor getan.
Heutzutage kann man schneller auf die Situationen reagieren und mit neuer Technik dagegen angehen. In der Wissenschaft werden viele neue Entdeckungen gemacht. Sie betreffen viele Lebensbereiche.
Jeder Tag hat ein anderes Wetter. Nicht umsonst bietet es den Aufhänger für Gespräche, denn jeder kann dazu etwas sagen. Früher waren die Vorhersagen des Wetters sehr vage. Man konnte sich nicht darauf verlassen. Heutzutage treffen die Wetterankündigungen für einige Tage und Orte meist zu. Dazu beigetragen hat, dass man immer mehr Daten erfasst, speichert und auswerten kann. Auch der Klimawandel wird dadurch dokumentiert.
Wenn wir unseren Planeten nicht zerstören wollen, müssen wir umweltbewusster leben. Wie kann ein Einzelner die Welt retten? Das geht nicht. Nur gemeinsam lässt sich etwas dagegen tun, um das Abholzen der Wälder und den zu großen CO2- Ausstoß zu reduzieren. Die schwedische Schülerin Greta Thunberg hat es geschafft, als Klimaaktivistin durch ihre Bewegung Fridays for Future (FFF) weltweit Beachtung zu bekommen und dadurch die Klimapolitik zu beeinflussen. Ihre Krankheit, das Asperger-Syndrom, trägt dazu bei, dass ihr Spezialinteresse, der Naturschutz, sehr tief in ihr verankert ist und zur Lebensaufgabe wurde. Viele Menschen werden dadurch motiviert, etwas für die Umwelt zu tun. Darauf zu

achten, Müll zu vermeiden, zu recyceln und weniger umweltschädliche Dinge zu akzeptieren, trägt zur Verbesserung der Umwelt bei. Aber nur, wenn es viele umsetzen.

Pessimisten sagen, das wird nichts ändern. Ich kenne noch die Zeit, in der das gefährliche, zu große Ozonloch ein großes Thema war. Die Menschen haben es geschafft, das auslösende FCKW (Fluorchlorkohlenwasserstoff) aus Kühlschränken und anderen Geräten zu verbieten.

Dass unsere Lebensgrundlage, die Erde, nicht zerstört wird, geht die ganze Menschheit an und ist ein globales zentrales Problem geworden. Alle Länder müssen lernen, zusammenzuarbeiten. Tier- und Artenschutz werden immer wichtiger. Wenn wir uns gegenseitig wegen unserer unterschiedlichen Kulturen, Sitten und Gebräuche abgrenzen, ist die Art Homo sapiens gefährdet. Die Menschen sollten sich besser kennenlernen und viel miteinander reden. Dazu haben wir die Möglichkeit, viele Auskünfte über Zeitungen, Radio, Fernsehen oder Computer zu bekommen. Leider gibt es viele unterschiedliche Sprachen. Aber wir haben die Technik, um sie zu übersetzten. Es gibt Länder, die Informationen zensieren. Auf der anderen Seite haben wir so viele Nachrichten, dass man selektieren muss.

Wer viele Reisen unternimmt, wird sich intensiver mit anderen Ländern beschäftigen. Man bekommt einen viel direkteren Eindruck von Land und Leuten, wenn man selbst dort gewesen ist.

Der Sport trägt auch dazu bei, sich weltweit auszutauschen. An Wettkämpfen und Turnieren wie Fußball-, Leichtathletik- oder Boxweltmeisterschaften sind viele Menschen beteiligt. Obwohl es ein Kräftemessen in Mannschaft- oder Einzeldisziplinen ist, trägt es zu weltweitem Verständnis und Akzeptanz bei. Natürlich will jeder gewinnen, aber das olympische Motto heißt: „Dabei sein ist alles." Ein Land, das die Teilnahme an Sportveranstaltungen verbietet, ist von einer friedlichen, gemeinsamen Weltpolitik noch weit entfernt.

Es sind noch sehr viele Reformen nötig. Die Politik braucht einen gemeinsamen Nenner. Forschungsergebnisse sollten weltweit ausgetauscht werden, um neue Projekte entwickeln zu können. Gedanklich hat die Menschheit schon den Weltraum erobert. Immer mehr Science-Fiction-Filme werden gedreht. Ich bin ein Fan von Star Trek und kann mir „Androiden", einen „Replikator", ein „Holodeck" und das „Beamen" vorstellen. Die Wissenschaft sollte etwas schneller arbeiten, um den Weltraum zu erobern, damit Ausweichmöglichkeiten für Lebewesen existieren, falls unser Planet zu klein oder unbewohnbar wird.

Durch die Digitalisierung hat sich schon vieles beschleunigt. Daten werden gesammelt, ausgewertet und verwendet, um Programme für Maschinen und Roboter zu schreiben. Die digitalen Veränderungen haben mich entscheidend geprägt. Bei diesem Fortschritt mitzuhalten, ist nicht leicht. Vielleicht haben sie auch zu meiner Depression beigetragen. Die jüngere Generation ist auf der Überholspur. Ich erlebe Reporter, Moderatoren und Menschen, die Karriere machen, die mein Alter noch lange nicht erreicht haben. Ich habe mein Studium mit einem Diplom abgeschlossen. Heute macht man einen Bachelor und Master.

Ich beneide junge Menschen, die mit der Computertechnik groß werden. Ich bin ganz anders aufgewachsen. Meine Generation hat die Entwicklung der Digitalisierung erlebt, viele

Prozeduren waren noch nicht vereinfacht, und wir mussten lernen, damit umzugehen. Die ältere Generation kann sich dem gerade noch entziehen. In heutigen Altersheimen stehen erst wenige Computer in den Zimmern, aber Handys werden verwendet. Die Vergangenheit der Alten ist noch auf Papierfotos festgehalten und wird mündlich erzählt.
Ich habe mein bisheriges Leben viel genauer dokumentiert. Fotoalben habe ich von meiner Kindheit, und inzwischen habe ich viele digitale Bilder. Da ich Platz habe, lagern reichlich Papierunterlagen in meinem Keller, aber ich speichere immer mehr Erlebtes auf Festplatten. Ich versuche meine Erinnerungen festzuhalten, denn eventuell brauche ich sie in meinem weiteren Leben noch. Vielleicht hilft es mir bei der Behandlung meiner Krankheiten wie im Kapitel „Wege, um Antworten zu finden".
Mit diesem Buch, in dem ich meine Krankheit beschreibe, sortiere und archiviere, möchte ich dem Leser das Thema psychische Krankheiten näherbringen. Es wäre schön, wenn es dem einen oder anderen auch helfen kann.
Ich habe die Erfahrung gemacht, dass sich andere wenig mit der persönlichen Vergangenheit beschäftigen. Es ist auch wichtiger, in der Gegenwart zu leben. Jeder wird von vergangenen Erlebnissen geprägt. Es ist nicht zwingend notwendig, an Altem festzuhalten und Zeit damit zu verbringen. Im nächsten Kapitel zähle ich die vielen Veränderungen und Meilensteine auf, die in meiner bisherigen Lebensspanne passiert sind. Viele Dinge, die heute selbstverständlich sind, gab es noch nicht. Wenn ich selber in anderen Biographien lese, fehlt mir häufig die geschichtliche, zeitliche Einordnung oder die Lebensumstände. Sie gehören zu meiner Biographie und ich

möchte sie festhalten. Haben sie unmittelbar etwas mit meiner Krankheit zu tun?

12. Mein halbes Jahrhundert

Ich bin über 50 Jahre alt (geb. 1969) und kenne noch das 20. Jahrhundert. Ich erlebte das Ende des 20. Jahrhunderts. Nun sind wir im 21. Jahrhundert angekommen.
In den EU-Ländern wurde Anfang des 21. Jahrhunderts der Euro eingeführt. Ich bin mit der DM (Deutschen Mark) aufgewachsen. Meine erste Erinnerung an Geld betrifft den Preis einer Kugel Eis. Damals kostete sie 20 Pfennig. Heute bekomme ich die gleiche Portion für einen Euro und 20 Cent. Der Trend geht aber schon zu über zwei Euro. Dafür hat man eine viel größere Auswahl. Viele Eisdielen kreieren ausgefallene Sorten. Als das Joghurteis aufkam, dachte ich, es ist nur eine Übergangsphase. Aber es ist anderes gekommen. Heute gibt es die verschiedensten Joghurt-Variationen. Seit den letzten Jahren gibt es Gemüsesorten als Eisgeschmack. Bei Getränken ist es ähnlich. Sushi gab es auch noch nicht.
Mit der Einführung des Euros war es wie bei so vielen Erneuerungen. Es wurde lange diskutiert, und viele wollten die gute DM behalten. Wer würde heute noch auf den Euro verzichten wollen? Mir gefällt, dass ich in Nachbarländer fahren kann, ohne Geld tauschen zu müssen. Wie war das mit der italienischen Lira? Ein Euro war soundso viele Tausend Lira. Immerhin schulte es das Rechnen.
Der Euro wurde eingeführt, nachdem die Mauer zwischen der DDR (Deutschen Demokratischen Republik) und der BRD (Bundesrepublik Deutschland) fiel. Ich hatte die Schule abgeschlossen. Ich weiß noch, wie unvorstellbar es war, dass es eine Wiedervereinigung geben könnte. Man wäre ausgelacht

worden, wenn man in der Schule im Unterricht diese Möglichkeit erwähnt hätte. Nun bin ich also eine Zeitzeugin der großen Veränderung von Deutschland! Viele Politiker haben dazu beigetragen. Als deutscher Bundeskanzler hat Helmut Kohl die Wiedervereinigung vorangetrieben. In der Sowjetunion/UdSSR war Michail Gorbatschow Staatspräsident, und der US-Präsident hieß George Bush. Leider verblassen meine Erinnerungen. Bestimmte Momente aber haben sich tief eingeprägt. Ich war bei der Wiedervereinigungsfeier am Brandenburger Tor. Ich wohnte noch in einer anderen Stadt und kam öfter als Gast nach Berlin und besuchte dort Verwandte. Ich erlebte das getrennte Berlin in West und Ost. Das Gebiet der Alliierten bestehend aus den Sektoren der Vereinigten Staaten von Amerika, Großbritannien und Frankreich als Westberlin. Die DDR im Osten.

Es ist erschreckend, wieviel ich von der Geschichte vergessen habe. Ich habe eben gegoogelt, wer damals US-Präsident war. Wer war US-Präsident, als der Golfkrieg 1990-1991 monatelang durch die Presse ging? Google: auch George Bush. Ich bin ein schlechter Zeitzeuge. Hat es vielleicht auch damit zu tun, dass ich nicht unmittelbar betroffen war?

Zu den wichtigsten weltweiten Ereignissen in meinem Leben gehören: Die Landung auf dem Mond (ich war gerade geboren), die Nuklearkatastrophe von Tschernobyl (1986), der Mauerfall bzw. die Wiedervereinigung Deutschlands (1990) und die Terroranschläge am 11. September 2001. Beeindruckt hat mich auch die Entschlüsselung des menschlichen Genoms.

Als der erste Mensch den Mond betrat, war ich gerade geboren worden. Am Ende meiner Schulzeit passierte die Katas-

trophe in Tschernobyl. Mich interessierte am meisten, ob die vergifteten Wolken bis nach Deutschland kommen würden. Leider blieben wir nicht verschont, aber die Auswirkungen sind gering geblieben.
Über den Mauerfall habe ich schon geschrieben. Ich höre noch das Klopfen der Mauerspechte, die ich am Reichstag beobachtete. Dankbar bin ich, dass man heutzutage den Verlauf der Mauer als Rundweg gestaltet hat. So kann man sich die Grenzen der Mauer erlaufen oder erradeln. Es sind 155 Kilometer.
Ich bin nach der Wiedervereinigung nach Berlin gezogen. Die Stadt hat sich total verändert. Vor allem ist sie Bundeshauptstadt geworden. Vorher war es Bonn. Das Bundeskanzleramt, das Regierungsviertel und ein zusätzliches Gebäude für den Bundespräsidenten beim Schloss Bellevue wurden gebaut, als ich schon in Berlin lebte. Der Reichstag bekam eine neue Kuppel. Als über dieses Vorhaben diskutiert wurde, fand ich es überflüssig, dort das Dach zu verändern. Aber jetzt finde ich die Reichstagskuppel toll! Man hat eine schöne Aussicht (wie vom Fernsehturm), und die Architektur ist etwas Besonderes. Die ersten großen Bauwerke, die nach der Wende entstanden, waren am Potsdamer Platz. Der Besucher konnte sich in einer roten Infobox über die Planung informieren. Heutzutage gibt es eine Infobox für den Wiederaufbau des Berliner Schlosses. Dafür hat man den Palast der Republik, den Sitz der ehemaligen DDR-Regierung, abgerissen. Ich finde das schade, war es doch ein zentrales, geschichtsprägendes Gebäude der DDR. Viele fanden es hässlich. Ich fand das nicht. Leider war es auch mit Asbest verseucht. Asbest ist krebserregend und war früher häufig ein Grund, Gebäude abzureißen.

Die Berliner Infrastruktur wurde besonders im ehemaligen Osten ausgebaut. Der S-Bahn-Ring fährt wieder. Ja, und dann gibt es noch einen ganz neuen Hauptbahnhof.
Es gleicht einem Wunder, dass so viel gebaut wurde, ohne dass es zu beachtlichen Verzögerungen kam. Das kann man vom Berlin Brandenburg Airport (BER) „Willy Brandt" nicht (neun Jahre) behaupten. Dieser Bau wurde zur Katastrophe, für die man noch lange bezahlen wird. Vor allem, weil durch die Corona-Pandemie der Flugverkehr massive Einbrüche erlebt hat.
Es gibt Dinge, die kann man anfangs nicht glauben. Dazu gehört, dass zwei Flugzeuge innerhalb einer kurzen Zeit in Hochhäuser fliegen. Ich war am 11. September 2001 auf der Arbeit. Eine Kollegin kam und erzählte uns, was geschehen war. Erst als ich die Bilder im Internet sah, zweifelte ich das nicht mehr an. Es wurde bald bekannt, dass die Al-Qaida dafür verantwortlich war. Der Anführer, Osama bin Laden, wurde jahrelang gesucht. 10 Jahre später wurde er von US-Soldaten getötet. 2001 war George W. Bush amerikanischer Präsident, 2011 Barak Obama.
Die Dokumentation von Ereignissen hat sich die letzten Jahrzehnte extrem verändert. Zeitungen, Radio und Fernseher gab es schon vor meiner Zeit. Letztere erlebte ich noch als Schwarz-Weiß-Fernseher. Einen Farbfernseher hatten wir erst später. Es gab auch nur das Erste und Zweite Programm sowie ein drittes, regionales Fernsehen. Privatfernsehen, Pay-TV und Streaming sind eigentlich ganz „neu".
Aus meiner Sicht gibt es den Computer auch noch nicht lange. Ich habe das Tippen auf einer Schreibmaschine geübt. Meinen ersten Computer hatte ich 1992. Da war ich über 20 Jahre alt!

Mitschüler in der Oberstufe hatten schon einen Atari oder C64, damals ohne Windows System und Office Programmen. Man navigierte mit dem Norton Commander. Man konnte auf dem Computer schreiben, spielen, und die Profis konnten programmieren. Zugang zum Internet hatte ich viel später. Das World Wide Web (WWW) wurde erst 1989 im Forschungszentrum CERN erfunden! Als ich 1997 nach Berlin gezogen bin, konnte ich keine Geschäfte, Sportvereine oder Veranstaltungen mit Google suchen, geschweige denn, mit dem Navi die Stadt erkunden. Dafür gab es Zeitungen, Zeitschriften und Stadtpläne auf Papier.
Früher, vor der Rechtschreibreform, schrieb ich noch Briefe und Postkarten. Meine erste E-Mail schrieb ich von einem Computer in einer Berliner Bibliothek. Die hatten ein paar Computer, die an das Internet angeschlossen waren. Für eine SMS oder eine APP braucht man ein Handy. Das hatte ich erst nach der Jahrtausendwende. Einen digitalen Fotoapparat auch.
Um das Thema Computer abzuschließen: Zuerst speicherte man seine Daten auf einer großen Floppy-Disk, dann auf einer kleineren Diskette, dann CD-ROM, dann DVD und USB-Sticks. Externe Festplatten dienen heute als Speichermedium, oder man hat seine Daten in einer Cloud. Die Datenmenge belief sich anfangs auf wenige kB (Kilobyte). Nun sind wir im Bereich von GB (Gigabyte) und TB (Terabyte) angekommen.
Es gab so viele Veränderungen in Deutschland während meines bisherigen Lebens. Sie ausführlich zu beschreiben würde den Rahmen dieses Buches sprengen, aber...

... vor der Jahrtausendwende
saß man die meiste Zeit nicht vor dem Computer, sondern vor dem Fernseher. Telespiele und Game Boy gingen den Computerspielen voraus. Brettspiele und Puzzles kamen früher öfter zum Einsatz. Auf der „Straße" spielte ich in meiner Kindheit Verstecken, Ballspiele, Gummitwist und Häkelkästchen.
Musik hörte man in meiner Kindheit im Radio oder von Schallplatten. Später wurden Lieder vom Radio auf eine Kassette überspielt. Zur Konfirmation bekam ich einen Radiokassettenrekorder. Das war mein erstes technisches Gerät. Nach dem Abitur jobbte ich in einem Krankenhaus und kaufte mir von meinem ersten Geld einen Walkman. Heute kommt die tragbare Musik aus dem Handy.
... vor der Jahrtausendwende
waren Telefone mit einem Kabel an der Wand angeschlossen. Oder man ging zu einer Telefonzelle. Anfangs waren das Münztelefone, dann gab es auch Telefonkarten. Heutzutage hat man überall die Möglichkeit, mit dem Handy zu telefonieren, vorausgesetzt man hat Empfang. 5G ist zurzeit das beste Netz.
Autos gab es schon lange vor meiner Kindheit. Ich lernte diese allerdings noch mit durchgerostetem Boden, abfallenden Stoßstangen, funktionsunfähiger Heizung, eigenwilligen Scheibenwischern und Kurbelfenstern kennen. Ersatzteile besorgte man sich auf Schrottplätzen, auf denen stapelweise die kaputten Autos gelagert wurden. Viele reparierten ihre Autos selbst. Kindersicherungen, Airbag, Parkhilfe und vieles mehr wurde erst in den letzten Jahrzehnten eingebaut.
Im Straßenverkehr musste man häufig vor Bahnschranken halten, dann baute man Umgehungsstraßen. Es gab viel mehr

Kreuzungen, denn durch Verkehrskreisel wurden sie erst nach und nach ersetzt. Parkautomaten ersetzen heute die Parkuhren.
Mobilität erfolgte zu Fuß, Fahrrad, Bus, Bahn, Auto und Flugzeug. Trampen war damals gang und gäbe. An die Straße stellen, Daumen raus und in ein haltendes Auto einsteigen. Das ist heute viel zu gefährlich. Das Rauchen ist immer noch gefährlich, war aber früher in Zügen und Flugzeugen erlaubt. Der erste ICE fuhr 1991. Er schaffte bis zu 280 km/h. Heutzutage kann ein ICE über 300 km/h fahren. Am schnellsten und am weitesten kommt man mit dem Fliegen. Damals war es sehr teuer. Meinen ersten Flug erlebte ich kurz nach meinem Abitur, nach Lanzarote.
Reisen kann man heute im Internet planen und buchen. Mein Ehemann und ich sind da noch altmodisch. Wir gehen ins Reisebüro. Homebanking machen wir auch nicht. Noch kann man Geld am Automaten abheben.
Freizeit gab es früher noch. Wo ist sie heute? Damals wurde gespielt, gebastelt, gestrickt, gehäkelt und musiziert. Viel mehr spaziert, getanzt (in der Disco, nicht im Club) und schwimmen gegangen. Im Schwimmbad brauchte man eine Badekappe. Den Begriff Joggen gab es in meiner Kindheit noch nicht. Die Erwachsenen gingen zum Volkslauf.
... vor der Jahrtausendwende
wohnten Familien noch enger zusammen, und es gab mehr Traditionen. Die Kirchen waren zu Ostern, Erntedankfest und Weihnachten gut besucht. Geschenke hatten einen größeren Stellenwert. Gutscheine hat man zu meiner Kindheit nicht verschenkt. Sankt Martin, der seinen Mantel mit einem Bettler teilte, wurde mit Laternenumzügen gefeiert. Heute gehen

die Kinder stattdessen verkleidet von Haustür zu Haustür und sagen: „Süßes oder Saures."
Es gab einen Polterabend vor der Hochzeit, keine Junggesellenabschiede. Wenn man heutzutage überhaupt heiratet. Inzwischen gibt es viel mehr eheähnliche Gemeinschaften. In meiner Kindheit mussten sich die Ehepartner auf den Namen des Mannes oder der Frau einigen. Heute gibt es ganz andere Möglichkeiten.
Gleichberechtigung hat heute einen großen Stellenwert. Ich erlebte, wie sie erkämpft wurde. Kinder waren Frauensache (KKK Kinder, Küche, Kirche). Arbeiten, um Geld zu verdienen, war Männersache. Es gab ja noch keine Computer, als ich groß wurde! Dementsprechend gab es noch keinen Computerarbeitsplatz.
... vor der Jahrtausendwende
ging man in kleine Läden einkaufen. Supermärkte wie Aldi und Lidl lernte ich erst nach meiner Schulzeit kennen. Mein Vater machte Großeinkäufe noch bei Massa, dem damaligen supermarktähnlichen Laden. Die Auswahl, die es inzwischen an Lebensmitteln zu kaufen gibt, ist riesig. Eingekauft wird heutzutage immer mehr über das Internet.
... nach der Jahrtausendwende
leben wir in Deutschland eigentlich wie im Schlaraffenland. Wir bekommen Trinkwasser aus der Leitung! Im Geschäft kann man mit Geld so viel kaufen. Viele kaufen mehr, als sie brauchen und schmeißen viele Dinge in den Müll. Immerhin werden Rohstoffe wiederverwertet. Recycelt wurde in meiner Kindheit nicht. Obst und Gemüse kommt aus der ganzen Welt. Es gibt unterschiedliche Ketchup-, Kakao-, Wein- und

Kaffeesorten. Jeder hat die beste Kaffeemaschine und den besten Kaffee. Ich trinke morgens Filterkaffee.

Man braucht Geld, um sich all dies kaufen zu können. Es ist unterschiedlich verteilt, aber jeder hat die große Auswahl in den Geschäften. Keiner muss hungern. Wir jammern auf hohem Niveau.

13. Wenn das Schicksal zuschlägt

In den letzten Jahrzehnten wird die Schere zwischen arm und reich in Deutschland leider immer größer. Die Mittelschicht mit mittlerem Einkommen bricht weg. Es gibt Menschen, die verdienen sehr viel Geld, andere haben Berufe, die sehr schlecht bezahlt werden. Dies sind besonders Berufe im sozialen Bereich. Sie erbringen wenig Profit. Zum Glück haben wir ein Gesundheits- und Sozialsystem, in dem jeder bei Krankheit oder Arbeitsunfähigkeit Hilfe bekommt.
2020 ist die Corona-Pandemie ausgebrochen. Vielleicht verschiebt sich dadurch einiges. Viele Deutsche haben finanzielle Probleme bekommen, und die Regierung gibt viel Geld aus. Das Wirtschaftswachstum verändert sich. Das Bruttosozialprodukt ist seit langem mal wieder gesunken. Weltweit ist der Tourismus zum Erliegen gekommen. Jedes Land hat durch die Krankheit neue Herausforderungen zu bewältigen.
In der ganzen Welt gibt es extreme Unterschiede von armen und reichen Völkern. Die Länder mit vielen Rohstoffen können diese weltweit verkaufen. Der Handel, Export und Import, zwischen Staaten beeinflusst das Vermögen der Länder. Wie dieses verteilt wird unter der Bevölkerung, hängt vom Staatssystem ab. Jedes Land hat seine eigene Politik. Es gibt Länder, in denen nur wenig Menschen Macht haben und die Bevölkerung ausnutzen. Wenn die unterste soziale Schicht in Slums wohnt, ist die Armut besonders sichtbar.
Das Schicksal hat unseren Platz in der Welt bestimmt. Jeder wird geboren an einem bestimmten Ort, in einer genauen Zeit und einer Familie. Die ersten Atemzüge bestehen aus Land-

oder Stadtluft. Der Geburtsort spielt in den meisten Kulturen eine wichtige Rolle. Er gibt Auskunft darüber, in welchem Staat man geborenen ist. Dies ist entscheidend, da die Struktur des Landes, die Staatsform und die Gesetze die Grundlage für das weitere Leben sind. Der Zeitpunkt der Geburt und der Ort werden für die Berechnung des voraussichtlich durchschnittlich erreichbaren Alters verwendet. Die Lebenserwartung kann in verschiedenen Ländern unterschiedlich sein. Die Familie begleitet das Kind in der beginnenden Lebenszeit. Es sind die Menschen, die die ersten Jahre entscheidend prägen. Die meisten Kinder werden gesund geboren. Ist das nicht der Fall, bestehen heutzutage durch den medizinischen Fortschritt viele Heilungsmöglichkeiten. Aber auch die Medizin hat ihre Grenzen, so dass auch Kinder mit einer schweren Behinderung leben müssen.

Im Laufe des Lebens ergeben sich immer wieder Krankheiten. Diese können heilen oder lange das Leben beeinflussen. Wer in einem Land mit gutem Gesundheitssystem lebt, wird medizinisch versorgt und hat bessere Chancen, die Krankheit zu besiegen. Wenn das Sozialsystem finanzielle Sicherheit vorsieht, führt Krankheit nicht zum Existenzverlust.

Ich habe das Los gezogen, chronisch krank zu sein, aber in einem Land mit gutem Gesundheitssystem zu leben und trotz Krankheit finanziell abgesichert zu sein. Um mit der Depression zu leben, habe ich viel Hilfe. Durch unser Gesundheitssystem kann ich ärztlich behandelt werden. Für die Bezahlung gibt es Krankenkassen. Jeder zahlt in sie ein. Wer wieviel aus diesem Topf nimmt, hängt vom Schicksal ab. Ich benutze einen großen Löffel. Zudem bekomme ich viel Unterstützung

von Mitmenschen, was dazu beiträgt, dass mein Lebensstandard stabil ist.
Bei meinen Krankenhausaufenthalten habe ich die verschiedensten Schicksale von Menschen, die eine psychische Störung haben, erlebt. Wer mehrere Wochen im Krankenhaus behandelt wird, gehört zu den schweren Krankheitsfällen. Die meisten Mitpatienten haben neben den gesundheitlichen Sorgen Probleme mit Geld. Sie haben einfach nicht genug. Bei ihnen gibt es nicht nur die gesundheitliche Spirale abwärts, sondern auch die soziale.
Die meisten Mitpatienten, die ich kennengelernt habe, sind nicht mehr berufstätig. Häufig hat die Krankheit dazu beigetragen. Einen unbefristeten Arbeitsvertrag zu haben, wird immer seltener. Und wer keinen sicheren Arbeitsplatz hat, kann diesen leicht durch die Umstände, die die Krankheit mit sich bringt, verlieren. Wer monatelang bei der Arbeit fehlt, ist für den Arbeitgeber wertlos geworden. Vielleicht haben andere Mitarbeiter schon die beruflichen Aufgaben übernommen. Und seien wir mal ehrlich: Ein chronisch psychisch kranker Mensch kann jederzeit wieder ausfallen.
Die Angst, den Arbeitsplatz zu verlieren, setzt einen Kranken immens unter Druck. Ich habe eine junge U-Bahn-Fahrerin kennengelernt, bei der eine Psychose diagnostiziert wurde. Während ihres Krankenhausaufenthaltes bekam sie nach sechs Wochen Krankengeld. Das ist deutlich weniger als normales Gehalt. Meist reicht es aber. Ihre größte Angst war, arbeitslos zu werden, denn mit ihrer Krankheit darf sie keine U-Bahn mehr fahren. Ihr Arbeitgeber, die BVG (Berliner Verkehrsbetriebe), hat ihr mehrere Arbeitsmöglichkeiten im Büro vorgeschlagen. Nachdem sie wusste, dass ihr Arbeits-

platz gesichert war, konnte sie sich mehr auf ihre Genesung konzentrieren.

Das deutsche Arbeitsrecht schützt die Belange von Berufstätigen. Hierbei werden kranke, behinderte Menschen besonders durch den Kündigungsschutz geschützt. Wer in einer großen Firma, einem Unternehmen oder Institut angestellt ist, hat es leichter als Mitarbeiter eines kleinen Betriebs. Es gibt einen Betriebsrat und Behindertenbeauftragte, die sich für die Rechte der Arbeitnehmer einsetzen. Die Arbeitsanforderungen können der gesundheitlichen Situation angepasst werden. Aber wer einen neuen Arbeitgeber suchen muss, weil sein Zeitvertrag ausgelaufen ist, ist weniger geschützt. „Löcher" im Lebenslauf können die Bewerbung schwieriger machen. Eine selbständige Arbeit kann ebenfalls durch längere Krankheit gefährdet sein.

Für junge chronisch kranke Menschen ist es ebenfalls schwer, ihren Platz in der Berufswelt zu finden. Sie haben jedoch die Möglichkeit, sich durch eine Ausbildung oder ein Studium zu orientieren und sich in die Arbeitswelt zu integrieren.

Ältere Patienten, die berufstätig waren und noch nicht im Rentenalter sind, haben Anspruch auf Arbeitsunfähigkeitsrente, die niedriger ist als die Standardrente. Grundsätzlich ist das Geld meistens knapp, besonders wenn die Patienten von Sozialhilfe bzw. Hartz IV leben müssen. Bei Krankenhausaufenthalten werden die Auszahlungen neu berechnet (reduziert), da der Patient in dieser Zeit weniger Geld für seinen Lebensunterhalt ausgeben muss. Besonders bezieht sich dieses auf Essen. Diese Kürzungen treffen die meisten hart, denn sie müssen sowieso schon mit sehr wenig Geld auskommen. Finanzielle Probleme können zur sozialen Isolation führen.

Zwei meiner Mitpatientinnen hatten Kinder. Die eine drei Jungs und die andere ein Mädchen im Schulalter. Sie liebten ihre Kinder über alles und litten darunter, sie nicht versorgen zu können. Zudem sahen sie die Kinder durch ihren stationären Aufenthalt selten. Wenn die Sprösslinge zu Besuch kamen, war das immer etwas Besonderes. Beide hatten kaum Geld. Sie sparten trotzdem für diese Besuche, um den Kindern etwas kaufen zu können. Wenn es für sie medizinisch möglich war, wollten sie mit ihnen Ausflüge machen. Dafür benötigt man Geld für die Fahrkarten, Eintrittskarten und für Essen. Ein Besuch im Zoo bedeutet für eine Mutter mit drei Kindern, ein Vermögen auszugeben.
Es ist traurig zu sehen, wie die Kinder und die Eltern unter den Umständen leiden. Die Mutter mit den drei Jungs wurde zusätzlich von ihrem Mann unter Druck gesetzt und ausgenutzt. Die andere Mutter mit dem Mädchen hatte keinen Kontakt mehr zum Vater. Das Kind wurde bei ihren Eltern untergebracht, zu denen sie kein gutes Verhältnis hatte. Mit dem Kind in der eigenen Wohnung zu wohnen und der Tochter einen Schreibtisch kaufen zu können, war ihr größter Wunsch. Ich glaube, die Sorge um ihre Kinder hat dazu geführt, dass die Mütter zu viel an ihre Kinder dachten und zu wenig an sich selbst. Das blockiert die Genesung.
Viele Patienten haben Angst, durch ihre Krankheit ihre Wohnung zu verlieren. Man braucht Geld für die Miete. Wer immer weniger Geld zur Verfügung hat, muss eventuell in eine kleinere Wohnung umziehen. Diese zu suchen, während man um seine Gesundheit kämpft, ist sehr belastend. In der Klinik gibt es Sozialarbeiter. Sie helfen beim Ausfüllen von Formularen, Prüfen von Verträgen etc. Ich habe Patienten erlebt, die

nach ihrem Krankenhausaufenthalt nicht mehr alleine wohnen konnten. Sie sind in eine Einrichtung des betreuten Wohnens umgezogen. Für andere Patienten wurde die Lösung gefunden, einen Einzelfallhelfer zugeteilt zu bekommen. Die Patienten wohnen nach ihrer Entlassung meist allein zuhause, und es kommt regelmäßig ein Betreuer vorbei, der nach dem Rechten schaut.

Es gab einen Mitpatienten, der sehr belesen war. Dieser hatte eine Wohnung mit ganz vielen Büchern. Er konnte die große Wohnung nicht mehr bezahlen. In eine kleinere umzuziehen, bedeutete für ihn, sich von seinen Büchern zu trennen. Durch unseren gemeinsamen Aufenthalt begleitete ich den Prozess, in dem er von seiner Sammlung loslassen musste. Jeder, der einmal in kleinere vier Wände umgezogen ist, weiß, wie schwer das Aussortieren fällt.

Nie vergessen werde ich einen Patienten mit einer Messie-Diagnose. Seine Wohnung muss überladen gewesen sein von Zeitschriften, Büchern und Akten. Letztere hatte er von seiner Arbeit mit nach Hause genommen und dort gestapelt. Er arbeitete bei der BfA (Bundesversicherungsanstalt für Angestellte, heute deutsche Rentenversicherung Bund). Wen wundert es da nicht, dass Unterlagen zur Rentenversicherung einfach verschwinden. Ich erzähle die Geschichte gerne und muss dabei schmunzeln. Natürlich hätte ich ein riesiges Problem, wenn das meine Unterlagen gewesen wären.

Materielle Verluste sind nicht so dramatisch wie der Verlust von Menschen. Wenn das Schicksal geliebte Menschen sterben lässt, kann nicht jeder diese Veränderung verarbeiten. Es gibt zum Beispiel in der Psychiatrie auch Patienten, die bei der Trauerbewältigung Unterstützung finden. Meist können sie

sich keine Zukunft mehr vorstellen. Sie werden medizinisch begleitet, damit sie den Verlust verarbeiten und ihren Alltag wieder bewältigen können.
Einmal teilte ich ein Patientenzimmer mit einer Jordanierin. Sie wurde von ihrer Familie verstoßen. Bevor sie in das Krankenhaus kam, war sie in einem Frauenhaus untergebracht. Sie hatte keinen Lebensmut mehr, wurde schwermütig und hörte auf zu essen. Ihr Leben war ihrer Meinung nach wertlos. Wer alles verliert, schaut verständlicherweise nicht mit Zuversicht in die Zukunft.
Bei einem meiner Aufenthalte lernte ich eine Mutter kennen, die ihr behindertes Kind jahrelang zu Hause gepflegt hatte. Für dessen Versorgung musste sie nachts mehrmals aufstehen. Als der Sohn ins Heim kam, hatte sie extreme Schlafprobleme. Sie konnte sich an den Auszug ihres Kindes nicht gewöhnen.
Ich habe über die Lebensumstände der Mitpatienten geschrieben. Über die Erkrankungen weniger. Ich beschäftige mich verständlicherweise am meisten mit Depressionen. Meine Erfahrungen teile ich gerne mit anderen Patienten. Krankheitsbilder wie Psychosen oder Schizophrenien erkenne ich nicht bzw. kann ich nicht unterscheiden. Manche Patienten hören Stimmen. Diese reden mit ihnen. Die Stimmen können sogar auch Befehle geben. Wenn diese Befehle gefährliche Handlungen verursachen, kann das schlimme Folgen haben.
Ich erlebte eine Studentin, die ein Buch gelesen hatte und in diesem Buch gedanklich weiterlebte bzw. gefangen war. Nie vergessen werde ich eine Patientin, die beschrieb, am Himmel in den Wolken eine Uhr gesehen zu haben. Sie konnte nicht

verstehen, dass andere diese Uhr nicht sahen. In der Ergotherapie malte sie dann diese Situation in einem wunderschönen anschaulichen Bild. Da mich das Thema Uhren, wie beschrieben, selbst betrifft, erinnere ich mich sehr oft an dieses Bild.
Angstzustände kann sich wahrscheinlich jeder vorstellen. Immer wieder habe ich Patienten erlebt, die Angst hatten, mit den öffentlichen Verkehrsmitteln zu fahren. Das schränkt das Leben sehr ein.
Wer sich gut mit einem anderen Patienten versteht und tiefe Gespräche miteinander führt, erfährt häufig von Misshandlungen. Diese prägende Erfahrung zu verarbeiten, bereitet den meisten Betroffenen große Probleme. Der Schmerz sitzt sehr tief und führt zu extremem Hass gegenüber dem Verursacher. Ich erlebte diese Patienten meist als depressiv. Viele von ihnen haben eine Borderline-Persönlichkeitsstörung. Sie verletzen sich selbst. Mit Hilfe von körperlichen Schmerzen überdecken sie die seelischen Schmerzen. Meist ritzen sie sich mit einem spitzen Gegenstand Wunden in die Haut. Warum tun sie das? Ist ihr Körper nichts mehr wert? Solche Patienten schilderten, dass sie einen großen inneren Druck verspüren. Durch die Selbstverletzung hört dieser auf. Es gibt Methoden, um gegen diesen Druck anzukämpfen. Sogenannte Skills, wie in eine Chilischote zu beißen oder etwas Scharfes (Tabasco, Wasabi, scharfen Senf) zu essen, können eventuell helfen. Auch Kälte- bzw. Wärmereize können die Situation verbessern. Eine kalte Dusche, einen Eiswürfel in der Hand zu halten oder zu lutschen. Zudem werden Wärmekissen oder Wärmesalbe als mögliche Therapie beschrieben.
Nach meinen Krankenhausaufenthalten habe ich mich mit einigen Patienten weiter getroffen. Besonders nach der ersten

Entlassung. Ich kannte in Berlin noch nicht viele Menschen, denn ich war erst mit Beginn der Krankheit hierher gezogen. Es tat gut, mit Menschen zu sprechen, die ähnliche Probleme hatten. Es entwickelte sich daraus auch eine jahrelange Freundschaft mit einer Mitpatientin. Irgendwann haben wir uns auseinandergelebt.
Mein Schicksal, mit anderen ähnlichen Schicksalen zu teilen, hat mir sehr geholfen. Durch die Kontakte habe ich erfahren, welche Höhen und Tiefen das Leben einiger meiner ehemaligen Mitpatienten durchlief. Ich erfuhr auch, dass liebe Menschen es nicht geschafft haben, ihrer Krankheit zu trotzen, und heute nicht mehr leben.

14. ICH und meine Depression

Das Schicksal hat mir meine chronische Krankheit „bipolare Störung“ zugeteilt. Ich habe viele depressive Phasen erlebt. Auch manische Zustände sind mir bekannt. Ich habe gelernt, mit meinem Schicksal weiter zu leben. Ich habe akzeptiert, dass die Krankheit ein Teil von mir ist.

Über 50 Jahre lebe ich auf dieser Welt. Sie verändert sich rasend schnell. Früher wurden Menschen alt und weise. Heutzutage sind die Erfahrungen der alten Menschen für die Entwicklung der jungen Generation unwichtiger geworden, da die Lebensumstände sich ständig erneuern und verändern. Der technische Fortschritt, die medizinischen Erfolge und der Wohlstand sind in vielen Ländern angekommen.

Psychische Erkrankungen werden in den Industrieländern immer häufiger. Als Ursachen werden unter anderem Stresssituationen bei der Arbeit oder im sozialen Umfeld genannt. Hilft mir das weiter? Es tröstet mich ein wenig und gibt mir die Gewissheit, dass die Medizin sich mit diesen Erkrankungen weiter beschäftigen wird. Die Entwicklung von Medikamenten ist am einträglichsten für Krankheiten, die häufig vorkommen. Die Pharmafirmen verdienen daran das meiste Geld. Seltene Krankheiten bringen weniger Profit.

Die Erfahrungen, die ich in über 20 Jahren mit meiner Depression gemacht habe, sind etwas Einzigartiges. Ich kann von einer langen Zeit mit Höhen und Tiefen berichten. Der Umgang mit meiner Krankheit ist mir vertrauter geworden. Ich muss mit „mir“ leben. Durch meine Krankheit habe ich viele intensive Gefühle erlebt. Meist negative Emotionen und Gedanken, die mein Leben schwierig machten und ausbremsten. Vielleicht kann ich die schönen Augenblicke dadurch mehr genießen als andere Menschen. Ich erinnere mich an ein extremes Glücksgefühl, das ich als Kind hatte, während ich im Bus saß. Auch eine Straßensängerin, der ich in einer Kölner Einkaufspassage zuhörte, traf mein innerstes Glück. Manchmal glaube ich, dass ich in diesen Situationen das maximale Glück gespürt habe. In schweren Krankheitsphasen drängen sich die schlechten Gedanken in den Vordergrund. Ich habe gelernt, viele von den belastenden Gefühlen zu erkennen und damit umzugehen.

Viele der an Depressionen erkrankten Menschen sehen „das Licht am Ende des Tunnels“ nicht. Ich weiß, dass es da ist. Außerdem ist die Mehrzahl der Tunnel beleuchtet, und man ist meist nicht alleine in ihnen.

Zuerst galt es für mich zu lernen, Hilfe zu holen. Eigenständigkeit und Selbstständigkeit sind eine gute Eigenschaft, die ich habe. Doch nicht alles kann man alleine schaffen. Zu erkennen, dass man von anderen Hilfe benötigt, ist die Grundvoraussetzung. Ich tue mich damit immer noch schwer. Hilfe zu fordern und anzunehmen, sind weitere Schritte. Jemand, für den das selbstverständlich klingt, hat damit wohl keine Probleme. Ich erkenne eher, wenn andere Hilfe brauchen, und helfe auch gerne. Ein Helfersyndrom wird mir zugeschrieben. Das stimmt und zeigt sich dadurch, dass ich früher sehr viel im sozialen Bereich gearbeitet habe. Es gab Zeiten, in denen ich viele Kinder, Behinderte und Kranke um mich hatte und betreute. Übermäßige Hilfeleistungen können negative Auswirkungen auf den Helfenden haben. Heutzutage bin ich mir dessen bewusst. Ich weiß: „Erst ich und dann die anderen“. Das klingt egoistisch, ist es aber nicht. „Erst ich, die anderen sind mir egal“ ist gesellschaftsschädlicher Egoismus. Ich habe schon viele damit überrascht, dass ich den folgenden Spruch gut finde: „Wenn jeder an sich selbst denkt, ist für alle gesorgt.“ Man sollte ihn aber erweitern: „Und wer nicht für sich selbst sorgen kann, dem muss geholfen werden“.

In den schlimmsten Phasen meiner Krankheit lasse ich mir durch Ärzte und Therapeuten helfen. Dies ist eine gute Grundlage, um das Schlimmste abzuwenden und aus den tiefsten Tiefs herauszukommen.

Wenn ich ins Krankenhaus komme, kann ich mich fallen lassen und vertraue der Medizin und dem Krankenhauspersonal. Viele mögen keine Krankenhäuser. Ich habe zeitweise in Krankenhäusern gearbeitet und keine Probleme, selber stationär dort zu sein. Ja, ich kann mich sogar geborgen fühlen. Man kümmert sich um mich. In der Psychiatrie ist man häufig eine lange Zeit in der Klinik. Ich kann mich der Situation anpassen und fühle mich aufgefangen. Das ist ein großer Vorteil gegenüber Patienten, die Krankenhäuser ablehnen. Es gibt Kranke, die möglichst schnell wieder nach Hause wollen. Sie entlassen sich selbst, also ohne ärztlichen Rat. Diese Patienten werden häufig erneut eingeliefert, und sobald es ihnen besser geht, verlassen sie wieder auf eigene Verantwortung die Klinik. Das kann sich mehrere Male wiederholen, bis das Krankenhaus bzw. die Krankenkasse das nicht mehr akzeptiert.

Jeder Krankenhausaufenthalt ist anders. Bei jeder Entlassung habe ich andere Medikamente und neue Erkenntnisse mit nach Hause genommen. Meine verschriebenen Medikamente nehme ich wie angeordnet ein. Ich kenne nur ihre grobe Wirkung und vertraue den Ärzten. Von Anfang an habe ich es

vermieden, gleich die Packungsbeilage zu lesen. Erst wenn ich Veränderungen an mir feststellte, habe ich überprüft, ob es eine Folge der Medikation sein kann. Bei der Einnahme von Psychopharmaka können mehrere Nebenwirkungen und auch in extremer Form auftreten. Zum Beispiel Hautausschläge, Muskelzucken, sexuelle Probleme und Haarausfall. Am häufigsten und auffälligsten ist die Gewichtszunahme, unter der verständlicherweise die meisten leiden.
Ich halte meine Arzt- und Psychotherapietermine ein. Da ich nach meinen ersten Krankenhausaufenthalten immer Medikamente einnehmen sollte, musste ich sie mir von meinem Psychiater verschreiben lassen. Hausärzte tun dies meist nicht, denn es würde ihr Budget sprengen. Psychopharmaka sind teuer.
Die Häufigkeit der Arzttermine richtet sich nach meinem Gesundheitszustand. In der Zeit, in der es mir lange gut ging, waren die Arztbesuche deutlich weniger als in kritischeren Phasen. Es ist wichtig, Vertrauen zu den Ärzten, die einen lange behandeln, zu haben. Ist das nicht der Fall, sollte man sich andere Ärzte suchen. Ich musste mich an neue Ärzte gewöhnen, weil in den 20 Jahren schon zwei meiner behandelnden Psychiater in Rente gegangen sind. Jeder Wechsel war eine Umstellung.
Ich habe mir Lichtlampen gekauft (10.000 Lux). Diese kommen im Winter zum Einsatz. Ich kann nicht sagen, dass sie helfen, aber auch nicht das Gegenteil. Eine gute Erfahrung habe ich mit Nerventee (u.a. mit Baldrian, Melisse) gemacht. Wenn ich Unruhe verspüre und den Tee trinke, geht es mir darauf besser.

Meine Psychotherapeutin betreut mich seit meiner ersten Krankenhausentlassung, also über zwei Jahrzehnte! Anfangs waren die Termine sehr häufig. Zwischenzeitlich bin ich jahrelang ohne sie ausgekommen. In der Verhaltenstherapie habe ich viel gelernt. Am wichtigsten sind die „Werkzeuge", die ich kennengelernt habe.

Der aufmerksame Leser erinnert sich, dass ich schon über die Verhaltenstherapie schrieb. Ich schilderte mein wichtigstes Werkzeug, den Wochenplan. Vielleicht lässt er sich mit einem Schraubenzieher vergleichen. Immer wenn ich feststelle, dass ich „eine Schraube locker habe", also meine Gefühle stark werden und mich einschränken, erstelle ich mir einen Wochenplan. Dieser gibt mir wieder eine Struktur und Halt. Er blockiert die Spirale abwärts. Er ist aufgebaut aus Pflicht und Kür. Tätigkeiten, die ich nicht gerne mache, aber gemacht werden müssen, und Dinge, die mir guttun.

Der große Vorteil eines Wochenplanes ist, dass man sich nicht verzettelt, sondern eine Aufgabe nach der anderen erledigt. Er verhindert, dass man sich zu viele Gedanken über die anstehenden Vorhaben macht. Besonders das morgendliche Tief, das typisch bei einer Depression ist, wird leichter überwunden. Die Hürde, der innere Schweinehund, wird leichter bezwungen. Der Wochenplan sorgt für Ablenkung, verringert das Grübeln und gibt Sicherheit. Ist der Plan richtig aufgestellt und wird er eingehalten, geht man am Abend mit einem guten Gefühl zu Bett. Leider garantiert dies nicht, dass man gut einschlafen kann.

Wenn beim Einschlafen die Gedanken um drei Dinge gleichzeitig kreisen, gilt es, diese abzuschalten. Es bringt nichts, über unerledigte Aufgaben nachzudenken. Man kann sie nicht im Schlaf fertigstellen. Über Situationen des Tages zu reflektieren, ist gut, aber man sollte es nicht zu lange tun. Das klingt einfach, ist es allerdings nicht. Es können sich auch Gedanken über den Sinn des Lebens einschleichen. Am schlimmsten wird es, wenn man sich Gedanken darüber macht, weshalb man nicht einschlafen kann und sich auszumalen, wie müde man am nächsten Tag sein wird.

„Schäfchen zählen" kann von diesen Gedanken ablenken. Mir hilft das nicht. Autogenes Training zeigt manchmal Wirkung. Es kommt auch vor, dass ich mir eine heiße Milch mit Honig koche. Inzwischen versuche ich, gelassen zu bleiben. Irgendwann werde ich schon einschlafen. Außerdem überlege ich mir manchmal, was das Schönste am Tag war. Dadurch wird das Leben wieder positiver.

Morgens aufzustehen kann in depressiven Phasen sehr, sehr schwer sein. Aufwachen und Aufstehen funktioniert nicht automatisch. Im Extremfall fühlt es sich bei mir an, als ob mich ein Gummizug zurückziehen würde. Es ist ein Widerstand, der die Überwindung blockiert. In solchen Fällen kann es vorkommen, dass mein Mann mich aus dem Bett schleifen muss. Wenn ich mich später wieder heimlich hinlege, ist dringend ein Arztbesuch notwendig.

Das Grübeln am Tag über das, was man gerade tut, blockiert das weitere Handeln. Die Selbstverständlichkeit, Dinge einfach zu erledigen, ist nicht mehr gegeben. Gegen diese Gedanken hilft mir Ablenkung. Ein gut erstellter Wochenplan führt automatisch zur Ablenkung, da keine Zeit zum Grübeln bleibt.

In einer Zeit, in der es mir besonders schlecht ging, musste ich am Wochenende ständig an die Arbeit denken. Ablenkung fand ich in Museums- und Ausstellungsbesuchen. Raus und etwas unternehmen! Zum Glück habe ich in solchen schwierigen Situationen meist meinen Mann an meiner Seite. Er macht konstruktive Vorschläge und begleitet mich. Oder ich gehe mit meinem Sohn in den Zoo. Positive Erlebnisse tun mir in solchen Situationen gut. Auch Fernsehen hilft an Tagen, in denen ich nur schwache Ablenkung benötige. Geht es mir schlecht, kann ich mich nicht auf den Film konzentrieren und grüble weiter.

Ablenkung ist auch meine beste Strategie, um gegen schlechte Gefühle anzukämpfen. Dies hilft bei Unruhe, Wut oder Hass. Zur Abwehr dieser Gefühle helfen mir bestimmte Aktivitäten. Dazu gehört Gartenarbeit. Ich bin viel im Garten und sehe es gerne wachsen. Ich habe eine Eigenart. Ich liebe es, mit meinen Händen Erde und Kompost zu halten und zu bewegen. Es macht mir nichts aus, Regenwürmer, Käfer und Schnecken zu berühren. Die Natur hilft mir.

Meine Erfahrung in den vielen Jahren gibt mir die Gewissheit, dass die starken Gefühle gewöhnlich vorüber gehen. Das kann ein bis zwei Tage dauern. Inzwischen kenne ich eine Situation, in der Wut in meinem Bauch auftritt. Sie folgt auf mein Gefühl der Unruhe. Diese ist nicht an bestimmte Ereignisse gekoppelt. Beginnen tut sie meist morgens oder mittags. Sie sitzt im Bauch und Kopf. Die Hände zittern leicht. Nichts für feine Arbeiten mit den Händen (zum Beispiel Nähen). Nerventee hilft hier manchmal. Die Wut tritt gewöhnlich einen Tag später auf. Zum Glück geht auch diese vorbei.

Für die Unruhe und Wut finde ich keine Ursache. Jedenfalls ist mir keine bekannt. Es kann sein, dass ich Wut und Ärger in mich hineinfresse. Ich zeige keine Wut nach außen. Ich ver-

meide dadurch vermutlich Streit. Auch wenn ich immer wieder höre, dass man sich, besonders in der Ehe, mal streiten sollte. Ich finde ein konstruktives Gespräch wichtiger. Ich bin harmoniebedürftig. Wahrscheinlich bin ich zu extrem von der Harmonie abhängig.
Ich wurde leistungsorientiert erzogen. Meine Mutter wollte immer, dass ihre Kinder etwas Besonderes werden. Das will natürlich jede Mutter. In meiner Familie sollten alle studieren, am besten Medizin.
Der Leistungsdruck war wahrscheinlich der Auslöser meiner ersten Krankheitsphase. Nicht immer nur Leistung erbringen, sondern auch genießen gehört zum Leben. Ich muss auf mich achten und mich beobachten. Häufig mache ich mir den Druck selber. Dann ist mein Motto: „In der Ruhe liegt die Kraft." Ich muss meine Welt so gestalten, dass ich im Gleichgewicht bin, die Mitte finden.
Sport ist eine gute Ablenkung und trainiert den Körper. Geräteturnen war zu Schulzeiten mein Hobby. Ich turnte im Verein. Auch in einer Schautanzgruppe habe ich mitgewirkt. Das ist lange her. Wenn man älter wird, verändert sich der Körper. Besonders das Geräteturnen fällt dann nicht mehr leicht. Leider! Es fiel mir schwer, mit diesem Sport aufzuhören.
Als ich nach Berlin kam, suchte ich mir einen Verein, in dem ich bis heute Gymnastik mache. Zufällig kam auch eine Ballsportart dazu. Über die Jahre habe ich das Vereinsleben schätzen gelernt. Ich habe über die vielen Jahre als aktives Mitglied meine Mitsportler näher kennengelernt. Dies hat sich vor allem dadurch ergeben, dass auch Ausflüge stattfinden. Leider bin ich mit Abstand die Jüngste in unserer Gruppe.

Inzwischen sind Achtzigjährige dabei. Ich frage mich ernsthaft, wie lange die Gruppe noch leben wird.
Interessanterweise war der Sportverein immer mein erstes Ziel, wenn es mir bei Krankenhausaufenthalten besser ging. Es waren die ersten Ausflüge alleine. So ist es dort nicht besonders aufgefallen, wie lange ich in der Klinik war.
Ich habe nach einem Umzug innerhalb Berlins einen langen Weg mit den öffentlichen Verkehrsmitteln, um zu meiner Gymnastik-Sportgruppe zu kommen. Ich kann die Zeit gut nutzen, um meine Handykenntnisse zu erweitern. Auch wenn es mir schlecht geht, mache ich mich auf den Weg. Das ist Routine, die ich nur im Extremfall unterbreche. Es gibt Situationen, in denen ich besonders spüre, wie schlecht es mir geht. Dann kann es vorkommen, dass ich am U-Bahngleis stehe und mir die Tränen kommen. Straßenmusikanten, die traurige Lieder spielen, fördern das besonders. Andererseits bewirken Obdachlose ein tröstendes Gefühl. Ich möchte nicht mit ihnen tauschen, trotz meiner Schwermut. Jedes Mal denke ich an das Lied „Streets of London" von Ralph McTell: „Have you seen the old man … so how can you tell me you're lonely …"
Musik ist wichtig in meinem Leben. Ich höre sie gerne, und sie kann mich sehr beeinflussen. Früher war ich regelmäßig in der Disco und habe getanzt. Es ist, als ob die Musik den Körper durchdringt und ihn bewegt. Ich wollte immer Gitarre lernen, nun nehme ich Gitarrenstunden. Ich spiele unter anderem Lieder, in denen ich mich wiederfinde.
Als es mir zum ersten Mal sehr schlecht ging, habe ich angefangen zu joggen. Wieder stand mir mein Ehemann zur Seite. Er zerrte mich regelmäßig in meine Sportschuhe. Auch in den

Situationen, in denen ich total antriebslos war. Joggen ist ein fester Bestandteil in meinem Leben geworden. Es ist eine Sportart, die bei meinen Verwandten weit verbreitet ist. Sie liegt mir wohl im Blut.
Ich gehe einmal in der Woche joggen. Es heißt, dass beim Sport Endorphine (Glückshormone) ausgeschüttet werden. Diese führen zu guten Gefühlen. Man spürt den Körper. Inzwischen ist das Joggen ein Parameter für meinen Gesundheitszustand geworden. Nicht nur physisch, sondern auch psychisch. Es zeigt mir meine Motivation und innere Kraft. Beim Joggen ordne ich meine Gedanken. Es sind nicht die Gedanken, die um sich selbst kreisen, sondern thematisch orientiert. Ich kann so tief in Gedanken sein, dass ich mich unterwegs verlaufe, obwohl ich eine Standardstrecke habe.
Ich kann auch so versunken in meinen Gedanken oder in ein Buch vertieft sein, dass ich vergesse, aus der Bahn auszusteigen. Ich kann meine Umgebung total ausblenden. Dann bin ich wohl in meiner eigenen Welt.
Manchmal kommt es mir vor, als ob ich in verschiedenen Welten lebe. Ich habe mit verschiedenen Menschengruppen zu tun, in denen ich unterschiedliche Rollen einnehme. Für viele ist das selbstverständlich. Sie wechseln automatisch zwischen ihren jeweiligen Rollen hin und her. Aber mir kann dieser Wechsel unter gewissen Umständen schwerfallen.
Ich habe von der Sportgruppe geschrieben. Daraus geht hervor, dass ich nicht nur Sport treibe, sondern auch in der Gruppe sehr persönliche Kontakte pflege.
Viel Zeit verbringe ich in meiner Arbeitswelt. Früher waren es acht Stunden pro Arbeitstag, jetzt sind es vier. In den letzten Jahren habe ich immer mehr Probleme in dieser Berufswelt.

Ich kann meine Arbeit nicht so ausführen, wie ich gerne möchte. Die Krankheit schränkt mich ein. Ich bin ein gewissenhafter Mensch. Ich kann mich nicht mehr so einbringen, wie ich eigentlich möchte. Das führt dazu, dass ich anfange, Zweifel an dem zu bekommen, was ich tue. Ich bekomme Bedenken und traue mir gewisse Sachen nicht mehr zu. Ich werde pessimistisch. Anstatt zu sagen, ich kann das nicht, hat mir mein Ehemann empfohlen, die Aufgaben trotzdem zu machen. Wenn es viel Zeit braucht, dann braucht es eben Zeit. Schließlich habe ich einen Schwerbehindertenstatus. Wenn es falsch läuft, habe ich es jedenfalls versucht. Nicht aufgeben, sondern weiter, weiter und weiter machen.

Regelmäßig arbeiten zu gehen, tut mir insgesamt trotzdem gut, zeigt mir aber auch meine Grenzen. Ich erlebe dort unangenehme Situationen, die meiner Depression zuzuschreiben sind. Dazu gehört, dass ich denke, andere reden über mich. Das kommt zum Glück nicht häufig vor. Natürlich reden andere über mich, aber das sollte mir egal sein. Das hinzunehmen habe ich inzwischen gelernt. Mal ganz davon abgesehen, dass es nur wenig „Tratsch" in unserem Institut gibt.

Schwieriger ist es, mit Situationen umzugehen, in denen ich mich beobachtet fühle. Im schlimmsten Fall werde ich sogar rot. Dies trifft besonders Arbeitsbesprechungen. Es ist die Angst, etwas Falsches zu sagen und das persönliche Problem mit einer Arbeitskollegin. So sitze ich und sage nichts. Das macht auch keinen guten Eindruck.

In meinen Arbeitswelten ist mir das Miteinander mit den Kollegen wichtig. Auch hier habe ich keine Geheimnisse bezüglich meiner Krankheit. Privates muss nicht ausgetauscht werden, hilft aber, den anderen zu verstehen. Am meisten unter-

halte ich mich mit den Kollegen, mit denen ich mittags essen gehe. Dort finden meist private Gespräche statt, aber auch berufliche Themen. Über diese Gruppe bin ich sozial in die Berufswelt integriert.
Mit Freunden verbinden mich frühere Erlebnisse und gemeinsame Interessen. In dem Freundeskreis, den mein Mann und ich gemeinsam haben, spielen wieder ganz andere Themen eine Rolle. Wir haben auch unseren Platz in der Nachbarschaft gefunden, so dass das Wohnen und das Zuhause die private Welt sichern.
Am wichtigsten ist natürlich das Zusammenleben mit meinem Mann und meinem Sohn. In der Familie hat jeder seine Funktion und Aufgabe. Zu meinen Geschwistern habe ich auch ein sehr gutes Verhältnis. Ich weiß, dass ich immer Hilfe und Unterstützung bekommen kann. Das ist sehr beruhigend. „Blut ist dicker als Wasser." Auch meiner Mutter konnte ich beibringen, bei Telefonaten ernsthaft zu fragen, wie es mir geht und in schlechten Phasen häufiger anzurufen.
In meiner Kindheit bestand die Welt aus Eltern und Geschwistern. Diese enge Vergangenheit hinterlässt eine sehr starke Bindung. Nun haben alle ihr eigenes Leben, und ihre Welt ist mir fremder geworden. Sie haben neue Lebenspartner, Lebensbereiche und Berufe. Wenn ich sie besuche, erlebe ich vertrautes Verhalten, aber auch viel Neues. Ich kann mich leicht an ihre neue Lebenssituation anpassen, aber habe Probleme zu realisieren, dass auch sie älter werden und wir uns entfremden. Wir müssen uns erst wieder „synchronisieren". Es kann vorkommen, dass ich mich selber nicht so einbringen kann, wie ich gerne möchte.

Auch ich habe mich verändert und werde älter. Ich habe viele Kontakte zu Menschen hinter mir gelassen und neue kennengelernt. Örtliche Veränderungen spielten dabei eine große Rolle. Schmerzhaft ist der dadurch verursachte Verlust von Freundschaften. Ich denke da besonders an meine Doppelkopfrunde. Es war eine intensive Freundschaft. Nach meinen Umzügen wurden unsere Spieleabende immer seltener. Es war immer mit einer Reise verbunden. Jeder geht nun seine eigenen Wege, die sich nicht mehr schneiden. Die schönen Erinnerungen bleiben.

Auch nach der Geburt meines Sohnes hat sich viel verändert. Der Austausch mit anderen Müttern ist wichtig in dieser Lebensphase. Die Welt wird mehr aus Kindersicht gesehen. Wenn die Kinder größer werden, erlöschen die Kontakte zu Eltern, die man während der Kita-Zeit kennengelernt hat. In der Schule kommen neue Eltern, bis das Kind die Schule abgeschlossen hat und immer mehr auf eigenen Beinen steht. Die Welt der eigenen Kindheit verschwimmt. Wieviel Lebenszeit teilt man mit anderen Menschen bzw. Menschengruppen?

Das Überschneiden meiner Welt mit anderen beruht auf gemeinsamen Situationen und Interessen. Es hängt davon ab, wie viel der andere über sich preisgibt und wie tief man in die Welt der anderen einsteigt beziehungsweise einfühlt. Empathie hat heutzutage einen geringen Wert. Jeder denkt an sich und grenzt sich von anderen ab. Sich gegenseitig zu verstehen, wird meiner Meinung nach vernachlässigt. Herzlichkeit, Liebe zu Mitmenschen und Hilfsbereitschaft habe ich in der Welt mit Behinderten erlebt. Es zählt der Mensch, nicht die Leistung.

Jeder lebt in seiner eigenen Welt, die sich mit dem Leben anderer kreuzt. Meine Krankheit ist ein wichtiger Bestandteil in meinem Leben. Ich könnte anderen alles darüber erzählen. Es gibt Zeiten, in denen ich es am liebsten allen mitteilen möchte. Ich habe von der Welt im Krankenhaus geschrieben. Hier steht die Krankheit im Mittelpunkt. Das ist in der Gesellschaft anders. Ich habe gelernt, dass sich nicht jeder für psychische Krankheiten interessiert. Oft sind sie immer noch tabu bzw. die meisten sprechen lieber über ihre eigenen Krankheiten.

Ich fühle mich anderen gegenüber wohl, wenn ich über meine Depression sprechen kann. Es gibt mir das Gefühl der Vertrautheit, und ich fühle mich dort ernstgenommen. Andererseits war ich früher enttäuscht, wenn das Interesse fehlte. Heute weiß ich, dass ich nicht erwarten kann, dass jeden meine Krankheit interessiert. Mit diesen Menschen sind andere Themen wichtiger.

Welche Rolle spiele ich in der Welt der anderen? Wie werde ich gesehen? Können die anderen mich verstehen? Es gibt Situationen, in denen ich Mitleid haben will. Manchmal denke ich an Abgrenzung und dass ich in der Welt der anderen nichts zu suchen habe. Genau das ist die Einstellung, die in der Depression zu dem Gefühl führt, dass man anderen zur Last fällt. Wenn man das erkennt, sollte man bewusst an seinen Kontakten arbeiten. Ich persönlich bin kein Gruppenmensch. Ich finde es schwierig, sich abzustimmen. Auch im Rampenlicht zu stehen, liegt mir nicht. Das muss ja auch nicht sein. Wichtig ist meiner Meinung nach, dass man regelmäßige Kontakte zu anderen Menschen hat und nicht vereinsamt. Das ist nicht unbedingt einfach. Eventuell muss man sein Verhalten ändern und daran arbeiten. Man kann Gemeinsamkeiten in seinem Umfeld mit anderen Menschen suchen. Ich glaube, je älter man wird, desto schwieriger wird dies. Ältere Menschen können sehr eigen werden. Sie haben feste Meinungen. Die Akzeptanz von anderen Gewohnheiten lässt nach. Die Flexibilität lässt nach. Ängste vor Krankheiten nehmen zu. Und kann man dem rasanten Fortschritt der Technik folgen? Teilweise sind jüngere Menschen auf der Überholspur.

Ich habe meinen fünfzigsten Geburtstag groß gefeiert. Seitdem mache ich mir mehr Gedanken um die Zukunft im Alter. Ich habe mich informiert, wann ich in Rente gehe. Mein Rentenalter liegt bei 67 Jahren. Die Vorstellung, dass mein Ehemann einige Jahre vor mir in den Ruhestand geht, gefällt mir nicht. Ich muss arbeiten und er bleibt zuhause!? Der Gedanke, dass Freunde und Bekannte, die älter als ich sind, nicht mehr arbeiten gehen, ist mir noch fremd.

Einerseits stirbt die Generation vor mir aus, andererseits sehe ich die nächsten Generationen heranwachsen. Die Kinder meiner Geschwister sind teilweise selbst schon Eltern geworden. Mein Sohn ist erwachsen und macht eine Ausbildung.

Letztendlich werden wir alle älter. Ich werde dabei meine Depression als Begleiter haben. Aber ich versuche, möglichst viel Abstand von ihr zu halten.

15. Schlimmer geht immer

Ich kenne mich, meine Krankheit und mein Leben. Ich habe gelernt, mit meiner bipolaren Störung umzugehen, aber besiegt habe ich sie noch nicht. Es kann immer noch schlimmer kommen.

Meine letzte schwere Krise, mein sechster Stein, mein Krankenhausaufenthalt, liegt nun über zwei Jahre zurück und ist noch nicht ganz ausgestanden. Trotz des Wissens über meine Krankheit, meiner Erfahrungen und weiter entwickelter Strategien hatte mich die Depression wieder fest im Griff. Sie ist langsam gewachsen, und ich konnte mich nicht dagegen wehren, obwohl ich doch weiß, wie ich dagegen anzukämpfen habe. Wieso war es schlimmer als zuvor? Weil ich nach meiner Entlassung zeitweise nicht mehr ich selbst war.

Ausgelöst wurde die Krise durch meinen Arbeitsplatz, genauer gesagt, durch eine Arbeitskollegin in meiner Arbeitsgruppe. Anfangs kamen wir gut miteinander aus. Wir besprachen berufliche und auch private Dinge. Wir hatten zusammen kleine Arbeitsreisen. Mit der Zeit jedoch gab es einige unterschiedliche Ansichts- und Verhaltensweisen, die die Zusammenarbeit negativ beeinflussten.

Ich organisierte anfangs in unserem Institut eine Mannschaft für den Berliner Team-Staffellauf. Dieser fand jährlich in Berlin statt. Fünf Mitarbeiter der Firma bilden eine Mannschaft. Jeder läuft zeitversetzt eine Strecke von fünf Kilometern. Der erste Läufer übergibt den Staffelstab dem zweiten etc. Meine Kollegin meinte damals, sie fände das nicht gut, da wir nicht, wie bei unserer Fußballmannschaft, vorher gemeinsam trai-

nieren würden. Ich merke, dass ich mit so einfacher Kritik nicht umgehen kann. Ich fühle mich auch jetzt, da ich diese Zeilen schreibe, unwohl. Ich kann mir sagen: „Na und, sie muss nicht mitmachen; jeder hat seine Meinung; andere finden das gut", und trotzdem beschäftigt mich diese Situation immer wieder. Wahrscheinlich liegt die Antwort in meiner Vergangenheit. Wie im Kapitel „Der Weg, um Antworten zu finden" über andere Situationen beschrieben.
Ich begann mich zurückzuziehen in unserem Labor. Ich ging der Kollegin immer mehr aus dem Weg. Dann habe ich ihren Geburtstag vergessen. Ich glaube, das hat sie sehr persönlich genommen. Geburtstage sind in meiner großen Familie nicht so wichtig. Es wird nicht erwartet, dass man gratuliert, Geschenke kauft oder zusammen feiert. Als mein Sohn klein war, haben wir seinen Geburtstag gefeiert. Für Kinder ist dieser Tag etwas Besonderes. Bei Erwachsenen verliert er an Wichtigkeit. Mein Mann und ich haben auch schon unseren Hochzeitstag vergessen. Für viele wäre das ein Drama. Mir ist es viel wichtiger zu spüren, dass ich ihn nochmal heiraten würde. Irgendwann wechselte ich mit meiner Kollegin nur noch die Worte „Hallo" und „Tschüss", obwohl wir im gleichen Büro saßen. Ich fühlte mich dort immer unwohler und beobachtet, bis ich nur noch das Allerwichtigste am Computer erledigte. Das Schlimmste ist allerdings, wie mir im Nachhinein klar wird, dass ich mich beruflich nicht weiterentwickelt habe. Meine Kollegin hingegen hat viele neue Aufgaben übernommen. Ich bin nicht neidisch. Im Gegenteil. Ich finde es schade, dass es für sie keine Aufstiegsmöglichkeiten gibt. Aber persönlich hat sie mich erdrückt, und ich entwickelte einen Hass

ihr gegenüber. Meine Mitmenschen sahen diese Situation als: „Kolleginnen verstehen sich nicht. Das kommt vor.“
Auch innerhalb unserer kleinen Arbeitsgruppe harmonierte es immer weniger. Ich brachte mich bei Besprechungen nicht mehr ein. Die Institutsleiter wechselten, und es wurde umstrukturiert. Seitdem meine Arbeitsgruppe zu einer anderen Abteilung gehört, hat sie in dieser einen schlechten Stand. Der Abteilungsleiter und meine Arbeitsgruppenleiter verstehen sich nicht.
Meine Probleme am Arbeitsplatz wurden von Monat zu Monat, von Jahr zu Jahr größer. Dann stellte sich zudem noch heraus, dass meine Nierenfunktionswerte schlechter wurden. Das kann bekanntlich eine Langzeitnebenwirkung von Lithiumtabletten sein. Ich entschloss mich nach Rücksprache mit meiner Psychiaterin, dieses Medikament auszuschleichen. Im folgenden Herbst machte ich mit meinem Mann eine Fernreise nach Ostasien, und kurz danach brach für mich die Welt zusammen.
Der Krankenhausaufenthalt war, wie immer, hilfreich. Ich war das erste Mal in dieser Klinik und hatte einiges zu beanstanden. Ich schrieb einen Beschwerdebrief. Der wurde meiner hypomanischen Phase zugeordnet, aber doch gelesen und ernst genommen. Entlassen wurde ich nach zweieinhalb Monaten mit einem neuen Medikament.
Nach einigen Wochen zuhause wurde beschlossen, dass ich mit dem Hamburger Modell wieder in das Arbeitsleben einsteige. Hierbei handelt es sich um eine stufenweise Wiedereingliederung in den Beruf. Man ist offiziell krankgeschrieben und geht stundenweise zur Arbeit. Dabei stellt sich heraus, wie belastbar man ist.

Ich habe meine Eingliederungszeit mehrmals verlängert. Als ich das Institut betreten wollte, wusste ich nicht mehr, wie ich meinen Türöffner benutzten muss. Und das Drama mit den Passwörtern. Ich habe ein Passwort, das am Ende eine Null hat. Nachdem ich mehrmals mein Passwort von der IT-Abteilung wieder zurücksetzen ließ und das Alte neu eingab, fiel mir irgendwann auf, dass ich den Buchstaben „o“ wohl benutzte anstatt der Ziffer Null. Sie liegen auf der Tastatur dicht beisammen.

Einen vollen Arbeitstag habe ich bisher nicht mehr geschafft. Ich bin mittags so müde, dass ich mich für eine Stunde hinlege. Mit meinem Arbeitgeber habe ich eine Arbeitszeit von 20 Stunden pro Woche vereinbart.

Die Anfangszeit war sehr bitter, da ich meine bisherigen Aufgaben nicht mehr bewältigen konnte. Zum einen hatte ich weniger Zeit, zum anderen konnte ich mich schlecht konzentrieren. Deshalb habe ich viele Kühlschränke gereinigt und einfache Labortätigkeit gemacht. Es fiel mir alles sehr schwer. An den Wochenenden musste ich ständig an die Arbeit denken. Ich konnte nicht abschalten.

Mein Gedächtnis und meine Konzentration hatten mich im Stich gelassen. Das hat dazu geführt, dass ich nicht mehr lesen, rechnen und schreiben konnte. Meiner Umwelt ist das nicht unbedingt aufgefallen. Es ist erstaunlich, wie man auch mit solchen Defiziten zurechtkommt und unauffällig erscheint. Auch konnte ich es meinen Mitmenschen nicht begreiflich machen. Ich schilderte schon folgende Situation: Man geht in den Keller und weiß nicht mehr, was man dort wollte. Wenn ich dann sagte, ich bin fünfmal in den Keller gegangen und wusste nicht, was ich wollte, machte das keinen

Eindruck. Eine Freundin betont immer wieder, sie merke auch, dass ihr Gedächtnis mit dem Alter schlechter wird.
In dieser Zeit spielte ich häufig das Brettspiel Siedler. Ich hatte Schwierigkeiten, das Spielfeld zu überblicken. Es gibt mehrere Felder mit der gleichen Zahl. Ich konnte sie mir nicht behalten. Natürlich auch nicht, welche Karten meine Mitspieler bekamen. Ich hatte Schwierigkeiten bei meinen Spielzügen. Ich spielte aber nicht falsch, und es machte Spaß, besonders, weil mein Sohn begeistert mitspielte. Auch beim Kartenspielen - ich habe eine neue Doppelkopfrunde gefunden - habe ich mich durchgeschlagen.
Ich konnte keine Zeitung mehr lesen. Maximal einen Artikel, bei dem es vorkommen konnte, dass ich Wörter falsch las. Zum Beispiel „Bett“ statt „Brett“. Da ich mich nicht auf den Inhalt konzentrieren konnte, habe ich auch nichts davon behalten. Trotzdem habe ich es versucht. Ich las ein Buch über eine Familiengeschichte. Ich habe den Zusammenhang nicht verstanden. Wer war die Tochter von wem? Wer hatte welchen Beruf? Ich verlor das Interesse an anderen Leuten auch im richtigen Leben. Meine Flexibilität ließ nach.
Trotzdem begann ich mit Gitarrenstunden. Gitarre wollte ich ja schon immer spielen können. Nun hatte ich durch meine reduzierten Arbeitsstunden mehr Zeit. Ich habe einen sehr guten Musikpädagogen gefunden, der mir Einzelunterricht gibt. Das Musizieren ist anstrengend, aber ich bin stolz auf meine Fortschritte.
Beim Schreiben konnte es vorkommen, dass mir die Worte, die ich aufschrieb, fremd vorkamen. Das beste Beispiel dafür ist wohl der Name des Dorfes, in dem ich aufwuchs. Diesen Namen habe ich schon so viele Male in meinem Leben notiert,

und auf einmal war ich nicht mehr sicher, ob ich ihn richtig geschrieben habe. Er kam mir andersartig vor.
Ich schrieb mir, neben meinen Wochenplänen, lauter Erinnerungszettel. Diese stapelten sich in der Küche bzw. im Büro. Sie halfen mir, an fast alles zu denken. Hatte ich keine Möglichkeit, etwas aufzuschreiben, machte ich mir - und mache ich mir heute teilweise immer noch - Zeichen wie einen Strich mit dem Kugelschreiber auf die Hand, oder ich tausche Ringe an meinen Fingern. In der Zeit, in der ich das mehrmals täglich tat, wusste ich manchmal nicht mehr, an was ich denken wollte. Meiner Psychologin ist dieses Phänomen nicht unbekannt. Es gibt einen speziellen Namen dafür, den ich leider vergessen habe.
Beim Arbeiten überprüfte ich mehrmals, ob ich benutzte Geräte wirklich ausgeschaltet hatte. Mit dem Taschenrechner rechnete ich die einfachsten Rechnungen aus. Ich ließ mich schnell ablenken und begann mehrere Dinge gleichzeitig.
Ich war in meinem Leben noch nie betrunken. Es kommt vor, dass Betrunkene nicht mehr wissen, was sie getan haben. In so einem Zustand wollte ich nie sein. Nun hatte ich das Gefühl, eine ähnliche Lage zu erleben.
Ich hatte den Drang, mein Gedächtnis testen zu lassen, um meine Defizite zu dokumentieren. Es gibt Gedächtnissprechstunden, in denen mit Tests die verschiedenen Bereiche des Gedächtnisses überprüft werden. Leider wird mit ihnen meist Demenz oder Alzheimer untersucht. Bis ich eine Sprechstunde in einem Krankenhaus gefunden hatte, die auch Depressionen dafür verantwortlich sehen, hat es mich viel Zeit gekostet. Es war schwierig, mein Anliegen verständlich zu machen.

Als ich getestet wurde, ging es mir sogar schon besser. In der Beurteilung der Ergebnisse heißt es: „Einschränkungen ergaben sich im Bereich der initialen Merkspanne. Bei längerfristigen konzentrativen Aufgaben ergab sich eine deutlich reduzierte Bearbeitungsmenge; die kognitive Geschwindigkeit war etwas reduziert. Die Anzahl der Fehler zeigte sich im Normbereich."

Dies sind keine beunruhigenden Ergebnisse. Mir wurde erklärt, dass ich wahrscheinlich die Unterschiede subjektiv intensiver wahrnehme.

Viele Monate hatte ich eine Situation, in der ich mir selber wie ein anderer Mensch vorkam. Ich habe weitergekämpft. Meine Gefühle schwankten, Gedanken kreisten und die Krankheit war weiterhin präsent. Mein Interesse an Menschen konzentrierte sich auf die, die ich kannte. Erzählungen über mir unbekannte Personen konnte ich nicht folgen. Ich schränkte meine Kontakte ein.

Unserem Sozialsystem und meinem Arbeitgeber habe ich zu verdanken, dass ich derzeit noch meinen Beruf ausübe. Ich habe die Sicherheit einer Festanstellung. Ich arbeite in einem mittelständigen Betrieb, in dem es einen Betriebsrat und Behindertenbeauftragte gibt. Seit dem Klinikaufenthalt habe ich eine Schwerbehinderung von 50 Prozent. Das beschreibt, wie schlimm es eigentlich um mich steht. Es gibt mir aber gleichzeitig Rechte und damit Sicherheit am Arbeitsplatz. Ohne das Vertrauen zu einer Vertrauensperson des Betriebsrats würde ich wahrscheinlich nicht mehr arbeiten. Mit jemandem alles besprechen zu können, zu wissen, meine Krankheit wird sachlich und diskret behandelt, hat mir Zuversicht gegeben. Aber es brauchte mehr. Das zwischenmenschliche Gefühl, da ist

jemand für mich da. Ich kann mir bei dieser Person Hilfe holen, wenn es mir schlecht geht. Bei Personalgesprächen ist sie seitdem dabei. Wichtig ist auch, dass jemand bei der Arbeit fragt, wie es mir geht. So wie es mein Ehemann zuhause tut.
Dankbar bin ich über meinen Arbeitsgruppenleiter, der mit meiner Situation ebenfalls sachlich umging. Ob das so bleibt, wird sich herausstellen. Nachdem die Stimmung in der ganzen Abteilung schlecht ist, ist auch seine Toleranz eingeschränkt.
Meine Arbeitskollegin, mit der ich Probleme habe, ist in ein anderes Büro umgezogen. Seitdem entspannt sich unser Verhältnis. Ein Krankenpfleger gab mir einen Spruch von John Wayne mit auf meinen Lebensweg: „Mache dir deine Feinde zu Freunden."
Mein Ehemann bestärkte mich darin, Tätigkeiten bei der Arbeit zu versuchen und nicht gleich zu sagen: „Ich kann das nicht." Dauert es länger und verbraucht mehr Material, dann ist das so. Ziel ist es, die Balance zwischen Zutrauen und Überforderung zu finden.
Wieso ging es mir weiterhin schlecht? Meine Aufzeichnung einer Stimmungs- und Konzentrationskurve zeigte große Schwankungen. Ich bin davon überzeugt, dass es an dem Medikament (einem Neuroleptikum) lag, mit dem ich in der Klinik neu eingestellt wurde. Im Beipackzettel heißt es, dass Verwirrtheit als Nebenwirkung auftreten kann. Die Nebenwirkungen von Haarausfall und Hautunreinheiten waren deutlich bei mir sichtbar. Motorisch fiel mir auf, dass ich Probleme bekam mit dem Druck von Kugelschreibern. Sie schrieben trotz Funktionsfähigkeit nicht mehr. Manchmal fühlte ich mich bei Bewegungen unsicher. Ich verdrängte die Angst hinzufallen.

Für Ärzte waren meine Konzentrations- und Gedächtnisprobleme Symptome meiner Depression. Mit meiner Psychiaterin erhöhte ich die Dosis des Neuroleptikums. Um die menstrualen Einflüsse der Wechseljahre zu verhindern, nahm ich Hormone. Es wurde nicht besser.
Dann kam der Arztwechsel. Meine langjährig behandelnde Psychiaterin ging in den wohlverdienten Ruhestand. Mir kam das nicht ungelegen. Jüngere Kollegen haben in einem Fachgebiet, in dem es viele neue Erkenntnisse in der Forschung gibt, ein aktuelleres Wissen.
Die neue Ärztin verschrieb mir zusätzlich ein Antidepressivum. Antidepressiva beginnt man mit niedriger Dosierung. Als die Dosis erhöht wurde, machte ich eine neue schreckliche Erfahrung. Ich fing an, mich an Eigenschaften meines Mannes zu stören. Meine Gefühle für ihn änderten sich. Mein wichtigster, vertrauter Mensch wurde mir zeitweise lästig. Das machte mir Angst.
In diese Zeit fällt mein Aufenthalt in einer Reha-Klinik. Für fünf Wochen verbrachte ich eine intensive und anstrengende Zeit in Damp an der Ostsee. Diese Rehabilitationsmaßnahme wurde zu einem Wendepunkt meines Befindens. Anfangs fiel es mir extrem schwer, an diesem neuen Ort zurechtzukommen. Das Reha-Zentrum besteht aus mehreren großen Häusern mit einigen Übergängen. Bis zuletzt konnte ich mich nicht orientieren. Aber ich fühlte mich wohl. Selbst den extremen Baulärm - den muss ich erwähnen, weil er eigentlich unzumutbar war - habe ich ertragen. Ich begann, dieses Buch zu schreiben.
Die Behandlungen, der Sport und die Gespräche mit anderen Rehabilitanden taten mir gut. Ein paar Vorträge über gesund-

heitliche Themen waren interessant. Mein behandelnder Arzt machte mich auf MBSR (englisch: Mindfulness-based stress reduction) aufmerksam. Es ist ein Achtsamkeitstraining, das bereits in den 1970er Jahren von dem Molekularbiologen Dr. Jon Kabat-Zinn erstellt wurde. Als Trainingsprogramm für den Geist verbindet es meditative Übungen in Ruhe und Bewegung mit Ansätzen aus der modernen Psychologie und Stressforschung. Ist das die Meditation der westlichen Welt? Ich habe mich mit diesem Thema noch nicht weiter beschäftigt.

Nach der Reha reduzierte ich mit meiner Psychiaterin das Neuroleptikum und das Antidepressivum. Ich arbeite zwei bis dreimal pro Woche an diesem Buch. Seitdem geht es aufwärts mit meiner Konzentration und dem Gedächtnis.

Ich las in kürzester Zeit folgende Biographien von Menschen, die über ihre Depression schrieben:

- Brief an mein Leben: Erfahrungen mit einem Burnout (Meckel 2010)
- Die Geschichte meines Selbstmords (Staudt und Erdorf 2014)
- Du Miststück- Meine Depression und ich (Wendt 2016)
- Mein Umweg zum Glück (Hummels 2020)
- Meine Freundin, die Depression (van Violence 2018)
- Tagebuch eines Depressiven (Zingerle 2018)
- Wenn Liebe nicht reicht (Meierhenrich 2018)
- Ziemlich gute Gründe, am Leben zu bleiben (Haig und Zeitz 2016)

Es interessierte mich, was sie erlebten und wie sie schrieben. Es ist ähnlich wie im Krankenhaus. Man erfährt von anderen Patienten mit gleichen Problemen. Es lässt das eigene Leid besser ertragen. Jeder dieser Autoren schreibt anders. Das hat mich ermutigt, mit meinen eigenen Worten meine langjährigen Erfahrungen auf Papier zu bringen. Ich möchte mein Schicksal für andere aufschreiben und damit helfen.

Meine Psychologin riet mir anfangs von diesem Projekt ab. Ich habe weitergemacht, weil ich die Vorteile merkte. Ich kann mich auf das Schreiben über mein Leben konzentrieren. Ich passe auf, dass ich maximal zwei bis drei Stunden pro Tag schreibe. Ich bin stolz auf meine Zeilen, und es ist schön, die Anzahl der Seiten wachsen zu sehen. Es hilft meinem Selbstbewusstsein. Auch wenn es in meinem Beruf derzeit nicht gut läuft, entsteht privat etwas. Ich schule mein Gedächtnis, indem ich meine Erinnerungen aufschreibe. Ich „recycle" Erinnerungen und Gedanken. Ich arbeite am Computer und lerne neue Funktionen der Anwendungsprogramme. Ich lese Literatur. Dies alles hilft mir, auch im Beruf leistungsfähiger zu sein und bestimmten Anforderungen gerechter zu werden. Aber wird das reichen, um weiterhin diese Arbeitsstelle erhalten zu können?

Meine Medikamentenumstellung ist noch nicht abgeschlossen. Es dauert Monate, und die Jahreszeiten ändern sich. Wenn die Sonnenblumen blühen, kommt der Herbst. Es wird wieder früher dunkel und die wohltuende Gartenarbeit ruht. Wenn das neue Jahr beginnt, bringt es mehr Licht. Aber was bringt es noch? Wird es mit meiner Krankheit aufwärts oder abwärts gehen? Wird es Veränderungen geben? Welches Schicksal bringt die Zukunft?

Ich werde optimistisch denken: „Alles wird gut!" Aber trotzdem kann es anders kommen, denn „Schlimmer geht immer!"

16. Was mir hilft

Es gibt so viel, was bei psychischen Krankheiten hilft, aber man muss es wissen, ausprobieren und anwenden. Wenn die Welt nur noch dunkel erscheint, sollte man den kleinen Funken finden, der Helligkeit bringt. Hierzu gibt es ein schönes Gedicht von Rainer Maria Rilke:

Wenn Du denkst, es geht nicht mehr,
kommt irgendwo ein Lichtlein her.
Ein Lichtlein wie ein Stern so klar,
es wird Dir leuchten immer da.

Wird zeigen Dir den Weg zurück,
den Weg zu einem neuen Glück.
Drum glaub daran - verzage nie,
es geht schon weiter - irgendwie.

Und mit Willen, Kraft und Mut,
wird dann alles wieder gut.
Du mußt nur immer fest dran glauben
und laß Dir nur den Mut nie rauben.

Es gibt für alles einen Weg,
und sei's auch nur ein kleiner Steg.
Es gibt nun mal nicht nur gute Zeiten,
das Leben hat auch schlechte Seiten.

Doch wie bist Du stolz, wenn Du's geschafft,
aus Sorgen und Nöten - mit eigener Kraft,
herauszukommen, was Du nie geglaubt,
da man Dich sooft schon der Hoffnung beraubt.

Doch die Hoffnung auf ein besseres Leben,
die lasse Dir bitte niemals nehmen.
Denn wenn Du denkst, es geht nicht mehr,
kommt irgendwo ein Lichtlein her.

In meiner ersten schweren Krise bekam ich einen Brief mit den Zeilen „Wenn du denkst, es geht nicht mehr, kommt irgendwo ein Lichtlein her" dieses Gedichtes. Diesen Spruch habe ich so verinnerlicht, dass er mir in schlechten Zeiten hilft. Auch der Satz „Du bist ein toller Mensch." gibt mir Kraft.

In den vorherigen Kapiteln habe ich viel über Dinge geschrieben, die mir helfen. Ich möchte diese an dieser Stelle noch einmal zusammenfassen. Anschließend werde ich Ratschläge aufzählen, die ich im Laufe meiner „Krankheitskarriere" gehört und gelesen habe, die für mich persönlich aber nicht relevant sind.

Ich habe Stärken und Schwächen. Diese zu erkennen, zu verstehen und mit ihnen umzugehen, prägt mein Leben. Nicht jeder muss sich intensiv beobachten, doch im Falle von Krankheit kann dies heilend wirken. Meinen Charakter kann ich nicht ändern, nur formen. Aber an Eigenschaften und Verhalten kann man arbeiten. Ich kann mir selber helfen, indem ich mein Leben positiv gestalte. Ich weiß, was mir Spaß macht und guttut. Nur ich spüre meine guten und schlechten Gefühle. Nur ich kann über meine Vergangenheit und Erfahrungen nachdenken. Es besteht immer die Möglichkeit, alles aufzuschreiben in einem Tagebuch oder mit anderen darüber zu sprechen. Die anderen können Verwandte, Freunde, Fachkräfte, Selbsthilfegruppen oder ein Krisentelefon sein. Es kann schon helfen, seine Probleme zu formulieren, weil man in diesem Moment über sie reflektiert. Bei meinem ersten Krankenhausaufenthalt hatte ich anfangs das Gefühl, dass mir keiner richtig zuhört. Das änderte sich, nachdem ich Termine mit einer Pfarrerin hatte, die sich Zeit für mich nahm. Später waren es andere Menschen, mit denen ich redete. Wenn Mitmenschen die Probleme verstehen, können sie besser auf die Situation eingehen.

In meiner Vergangenheit gab es Erlebnisse, die mein Leben negativ beeinflussten. Viele Beispiele habe ich im Kapitel „Der Weg, um Antworten zu finden“ beschrieben. Diese Ereignisse zu erkennen und bewusst zu machen, war hilfreich. Das hat dazu geführt, dass ich mir immer wiederkehrende belastende Situationen (zum Beispiel Angst, nach Hause zu kommen) erklären kann. Seitdem hinterlassen sie keine schlechten Gefühle mehr oder treten erst gar nicht auf.

Ich habe gelernt, mir Hilfe zu holen. Bezüglich der Krankheit sind dies Ärzte, Psychologen und engste Vertraute. Andere um etwas zu bitten, fällt mir immer noch schwer. Ich bin eigenständig und mache viele Dinge allein. Das ist vorteilhaft, wenn es zur Unabhängigkeit führt. Allerdings kann es auch die Folge haben, dass ich mich zu sehr in leistungsorientierte Dinge hineinsteigere, die ich allein nicht bewältigen kann. Ich habe vertraute Mitmenschen gebeten, mich zu beobachten und mir zu sagen, wenn es zu extrem wird. Erst nach meiner letzten schweren Krise habe ich begonnen, eine Stimmungs- und Konzentrationskurve zu erstellen (gut, mittel, schlecht).

Schade, dass ich das nicht schon vorher getan habe, denn sie verdeutlicht sehr anschaulich meine Stimmungsschwankungen.

Es tut mir sehr gut, Sport zu treiben. Mit dem Joggen habe ich eine Sportart, mit der ich unabhängig von Menschen und vom Ort bin. Andererseits war ich immer in Sportvereinen (Gymnastikgruppe). Mit anderen Menschen Sport zu treiben, macht Spaß und spornt an. Ein Sporttrainer kennt Übungen, die dem Körper guttun und gesund sind. Um die Stimmung zu steigern, ist jeder Sport gut. In meiner ersten Reha konnte ich weitere Sportarten kennenlernen. Ich könnte mir vorstellen, auch Yoga zu machen. Die kurze Einführung in autogenes Training hilft mir derzeit beim Einschlafen.

Zu schönen Beschäftigungen für mich alleine zähle ich Lesen, Gartenarbeit, Natur, Musik und Fernsehfilme. Es ist zu einem Ritual geworden, um 20 Uhr die Tagesschau mit meinem Ehemann zu sehen. Seit meiner Kindheit schaue ich diese Nachrichten. Wir sitzen gemütlich auf der Couch, und anschließend folgt ein Film. Das können neue oder alte (Klassiker) oder sehr alte Filme (ich nenne diese „Klassiker-Klassiker") sein.

Die vielen kulturellen Angebote dieser Stadt wie Museen und Feste besuche ich mit anderen, aber eventuell auch alleine. Mein Ehemann und ich haben teilweise unterschiedliche Interessen. Wenn er nur mir zuliebe etwas mitmacht, möchte ich ihn gar nicht dabeihaben. Es sei denn, es geht mir sehr schlecht. Es ist spannender, anschließend davon zu erzählen. Andere Menschen brauche ich für gemütliches Beisammensein und anregende Gespräche. Es existiert ein Stammtisch in der Nachbarschaft, den ich gerne besuche. Gesellschaftsspiele waren ein sehr wichtiger Bestandteil meiner Kindheit

und machen mir heute noch Spaß. Auch das Kartenspielen, zum Beispiel Doppelkopf, habe ich schon erwähnt. In großen Gruppen fühle ich mich manchmal nicht wohl, weil sich so viele miteinander abstimmen müssen. Massenveranstaltungen wie am Brandenburger Tor brauche ich ab und an.
Ich benötige Harmonie. Streit, Uneinigkeit, Eifersucht oder Zwietracht finden keinen Platz in meinem Leben. Anscheinend habe ich meine engen Mitmenschen unterbewusst so gewählt, dass diese schlechten Situationen erst gar nicht aufkommen. Ich verspüre eine besondere Liebe zu Kindern und behinderten Menschen. Sie sind ehrlich und verbreiten viel Freude. Sie haben mir immer Kraft gegeben. Leider fehlen mir derzeit solche Kontakte.
Im Winter würde ich gerne Winterschlaf halten. Da das nicht geht, versuche ich, mir die Winterzeit schöner zu gestalten. Ich arbeite daran, die Weihnachtszeit mehr zu genießen. Wenn die Tage dann wieder länger hell werden, versuche ich, mir dieses bewusst zu machen. Es geht wieder aufwärts. Auch Tageslichtlampen kommen bei mir zum Einsatz.
Ich bin berufstätig wie die meisten in meinem Alter. Ich gehe trotz der geschilderten Probleme gerne zur Arbeit. Sie hilft mir zu einem festen Lebensrhythmus. Ich war früher ein paar Jahre in Schichtarbeit tätig. Ich glaube, das hat mir nicht gutgetan. Nicht an Wochenenden arbeiten zu müssen, empfinde ich als deutlich bessere Lebensqualität.
Um nach meiner letzten sehr schweren Krise berufstätig bleiben zu können, brauchte ich viel Hilfe. Ohne die Unterstützung meines Ehemanns hätte ich kein Formular selber ausfüllen können. Um mit meinen Problemen der Unkonzentriertheit und Gedächtnisstörungen trotzdem einen Teil meiner

bisherigen Arbeit erledigen zu können, machte er mir Mut. Wenn ich sagte: „Ich glaube, ich kann das nicht. Das traue ich mir nicht mehr zu", riet er mir, es trotzdem zu versuchen. Ich zeigte meinen guten Willen, und wenn ich etwas falsch machte, dann konnte man über Veränderungen nachdenken. Schritt für Schritt bekam ich wieder Sicherheit.

Ich danke unserem Gesundheitssystem, dass die Wiedereingliederung in die Arbeitswelt mit dem „Hamburger Modell" ermöglicht wird. Die Eingruppierung als Schwerbehinderte hat mir bestimmte Rechte ermöglicht. Um diese umzusetzen, hatte ich die Behindertenbeauftragte und den Betriebsrat zur Hilfe. Habe ich immer noch! Ich arbeite derzeit nur noch vormittags, gehe mit Kollegen zum Mittagessen und fahre dann nach Hause. Die Nachmittage habe ich zur freien Verfügung, wobei die vielen Termine bei Ärzten sehr zeitaufwändig sind. Ich habe begonnen, Gitarrenstunden zu nehmen. Dieses Instrument wollte ich schon immer spielen. Nun lerne ich bestimmte Lieder, die mich besonders bewegen, selber zu spielen und zu singen (zum Beispiel „Killing me softly with his song" ist ein Lied von Lori Lieberman; „Denn du schreibst Geschichte" von Madsen; „Über den Wolken" von Reinhard Mey). Wie schon beschrieben, habe ich bei einem Besuch in Köln eine junge Straßensängerin beobachtet, die eine tolle Stimme hatte. Ihr Gesang hat mich tief beeindruckt, so dass ich ihr lange zuhörte. Als ich sie bei einem späteren Aufenthalt wieder an der gleichen Stelle sitzen sah, hat sie mich erneut mit ihrer Ausstrahlung tief bewegt.

Wenn es mir schlecht geht, habe ich mir vorgenommen, an schöne Sachen oder Momente zu denken. Das ist nicht einfach, weil sich in einer negativen Phase alles freudlos und grau anfühlt. Ich sollte mir dazu noch bessere Notizen machen, damit ich aus dieser Liste schöne Erinnerungen und aufmunternde Erlebnisse heraussuchen kann. Dazu können bei mir Dinge wie Bücher („Schachnovelle" von Stefan Zweig; Biographien; das Märchen „Hans im Glück"; Pop-up Bücher) oder Speisen (Obst, Salat, Milchreis) gehören. An schöne Momente zu denken, ist eine weitere Möglichkeit. Ich erinnere mich daran, dass ich als Kind im Bus saß und ein tiefes Glücksgefühl spürte. Es ist, als habe sich dieser Moment tief in mir eingebrannt.

Vor vielen Jahren habe ich den Dalai Lama am Brandenburger Tor gesehen. Er war so natürlich, herzlich und lieb, dass ich spürte, was für ein besonderer Mensch er ist. Ebenfalls am Brandenburger Tor erlebte ich ein Konzert mit George Ezra. Es regnete in Strömen, und es war so leer, dass ich direkt an der Bühne stand. Ich war begeistert von seiner tollen Stimme, die im Radio nicht zur Geltung kommt. Eine Eiskunstlaufkür (WM-Gold-Kür von Aljona Savchenko und Bruno Massot I Eiskunstlauf WM 2018 Mailand - ZDF 2018) kann ich mir immer wieder ansehen. Diese empfinde ich als perfekte Harmonie zweier Menschen.

Es gibt aber auch Gegenstände, die schön sind. Viele Menschen bringen sich Andenken aus Urlauben mit. Oder in Regalen werden Figuren und Bilder aufgestellt. Ich halte mich damit zurück, weil es zur Unordnung führt und einstaubt. Ich erfreue mich auch an abstrakten Dingen. Ein gelbes Quadrat spiegelt meine Lieblingsfarbe wider und eine Form, in der so viel Symmetrie steckt.

Vielleicht lässt es sich auch einrichten, sich gleich wohltuende Tätigkeiten, wie ein Bad oder leckeres Essen, zu gönnen.

Manchmal bete ich auch, weil der Glaube „Berge versetzt“. Helfende Merksätze wie „In der Ruhe liegt die Kraft“ haben ebenfalls etwas Positives.
Zu den schönen Dingen dieser Welt gehört für mich das Meer. Es ist immer mit Urlaub verbunden. Jeder Berufstätige weiß, wie wichtig Urlaub ist. Man hat ihn sich auch verdient. Ich habe schon viel von der Welt gesehen. Wer andere Länder und Sitten kennenlernt, sieht die Welt mit anderen Augen. Ich denke dadurch globaler.
Mir ist aufgefallen, dass ich zwei Zusammenbrüche hatte, nachdem ich im Spätherbst in warmen südlichen Ländern im Urlaub war. Ich vermute, dass die Umstellung meine Depression getriggert hat. Das Frühjahr wird deshalb meine Hauptreisezeit werden.
Im Nachhinein betrachtet war mein Umzug nach Berlin auch eine große Umstellung, die meine Gesundheit negativ beeinflusst hat. Wohnortwechsel sollte ich also vermeiden. Wer weiß allerdings, was die Zukunft bringt? Es kann jederzeit Veränderungen geben. Sie können klein oder groß sein, schleichend oder plötzlich, gut oder schlimm. Erst dann werde ich merken, wie gut ich meine Krankheit im Griff habe.
Ich bin dankbar, dass mich derzeit keine finanziellen Probleme plagen und ich Rücklagen für die Zukunft habe. Die meisten meiner Bekanntschaften sind in einer ähnlichen Situation. Je älter man wird, desto mehr stabilisiert sich meist das soziale Umfeld. In meinem gibt es zurzeit wenig Krankheit und Leid. Aber wie gesagt, es kann sich alles ändern. Wichtig ist, dass man optimistisch bleibt und auf Veränderungen positiv reagiert.

Sobald ich merke, dass mein Gemütszustand sich verändert, setze ich mein erstes Werkzeug, den schon genannten Wochenplan, ein.
Ich möchte ein Beispiel geben, wie einer meiner Wochenpläne aussehen könnte. Ich schreibe ihn immer auf.
Als erstes schaue ich in unseren Familienkalender. Dieser enthält alle wichtigen Termine meines Sohnes, Ehemannes und mir (zum Beispiel Arzttermine). Er ist sehr hilfreich für die Organisation der Familie. Wenn ich dort einen Arzttermin habe, schreibe ich diesen zuerst in meinen Wochenplan. Jeder Tag fängt mit einem sehr wichtigen Punkt für den Kampf gegen die Depression an: Die Uhrzeit, zu der ich aufstehe. Der Tag sollte nicht mit einem Grübeln anfangen, ob ich noch liegen bleibe, ob ich meine geplanten Tätigkeiten nicht auch auf später verschieben kann oder gar auf morgen. Inzwischen habe ich meinen Wecker auf einer Fensterbank stehen. Um ihn auszuschalten, muss ich schnell aus dem Bett springen. Nur nicht wieder hinlegen! Im Extremfall lasse ich mich von meinem Mann anrufen, oder er bringt mich zur Arbeit, wenn es sich einrichten lässt. Aufstehen und Frühstücken ist der erste wichtige Start.
Einfach fällt mir dies, wenn ich arbeiten gehen muss. Ich arbeite in Gleitzeit und bestimme meine Anfangs- und Endzeit selbst. Derzeit habe ich eine Halbtagsstelle. Ich arbeite vier Stunden pro Tag. Da ich oft mit Kollegen zum Mittagessen gehe, muss ich dementsprechend vier Stunden vor der Pause an meinem Arbeitsplatz sein. Danach fahre ich nach Hause. Ich bin mittags immer sehr müde. Wahrscheinlich kommt dies durch meine Medikamente. Ich plane also eine Stunde ein, in der ich mich hinlege. Mein Mittagsschlaf ist sehr tief. Ich lege

mich auf den Rücken ins Bett und schlafe, ohne mich umzudrehen, fest ein. Automatisch wache ich nach circa einer Stunde auf. Danach trinke ich einen Kaffee und bin fit für den Nachmittag. Die Vormittage Montag bis Freitag sind damit festgelegt.

Wie schon beschrieben schaue ich gewöhnlich um 20 Uhr mit meinem Ehemann die Tagesschau und dann einen Film. Auch dies oder eine andere Abendgestaltung schreibe ich in meinen Plan.

Montags habe ich häufig Arzttermine. Meist benötige ich dafür fast den ganzen Nachmittag. Es bleibt eventuell Zeit, um etwas zu lesen oder für Hausarbeit. Zum Beispiel nehme ich mir fest vor, die Wäsche zu legen. Seitdem ich Gitarrenstunden nehme, plane ich abends Zeit zum Üben ein.

Dienstags um 18 Uhr ist meine Gitarrenstunde. Vorher habe ich gut Zeit. In diesen Stunden nehme ich mir vor, eine Zeitschrift zu lesen.

Mittwoch ist mein Sporttag. Ich habe einen langen Weg mit der U-Bahn zur Gymnastikstunde. Bevor ich gegen 16 Uhr das Haus verlasse, kann ich noch etwas Post erledigen.

Donnerstags erledige ich Dinge an meinem Computer, gehe einkaufen und kann mich dann mit Gartenarbeit belohnen.

Am Freitagnachmittag lese ich, bis ich um 18 Uhr mein regelmäßiges Gespräch mit meinem Mann habe. Ist es der erste Freitag im Monat, gehe ich zum Stammtisch der Nachbarschaft.

Am Wochenende schlafe ich länger, aber bis zu einer festgelegten Zeit. Beim gemütlichen Frühstücken lese ich die Zeitung. Samstags gehe ich Joggen. Nach dem Mittagessen ist wieder Mittagsruhe angesagt. Nachmittags wartet der Garten.

Am Sonntag koche ich. Nachmittags habe ich mit meinem Mann einen Museumsbesuch geplant. Sonntags stelle ich mir auch meine Medikamente für die nächste Woche. Mit meinem Ehemann lasse ich das Wochenende gemütlich ausklingen.

Wenn ich mich an meinen Plan halte, arbeite ich Schritt für Schritt meine Termine und Vorhaben ab. Ich gehe abends zu Bett und weiß, dass ich den Tag gut geschafft habe. Ist das mal nicht der Fall, wird es am nächsten Tag wahrscheinlich wieder besser. Um aus tiefen Krisen herauszukommen, braucht es viel Zeit. Die Spirale aufwärts kann Wochen und Monate dauern.

Wenn es mir sehr schlecht geht, bin ich nicht flexibel und habe Probleme mit spontanen Ereignissen wie neuen Terminen, Telefonanrufen oder zusätzlicher Hausarbeit. Trotzdem muss ich versuchen, den Tag zu bewältigen. Eventuell schreibe ich mir in meinen Wochenplan auch genaue Zeiten. Manchmal bin ich mir unsicher, wann meine U-Bahn fährt. Wenn ich es aufgeschrieben habe, muss ich nicht ständig nachschauen. Auch zu Tätigkeiten, wie die Post zu erledigen, schreibe ich mir auf, was abzuarbeiten ist und hake es einzeln ab. Es ist wieder etwas erledigt.

Je kranker ich bin, desto schwerer fällt es mir, Entscheidungen zu treffen. Kleine können auch andere für mich übernehmen (zum Beispiel, ob man mit den öffentlichen Verkehrsmitteln oder mit dem Auto irgendwohin fährt). Manche Dinge lassen sich auch ausnahmsweise verschieben. „Eine Nacht darüber schlafen" tue ich grundsätzlich bei wichtigen Entscheidungen.

In einer Gruppentherapiestunde erzählte eine Mitpatientin von einer Methode, um am Abend positiv zu denken. Man stecke sich die linke Tasche voller Bohnen. Bei jedem schönen Moment (zum Beispiel die Kassiererin lächelt einen an, den Bus nicht verpasst haben, etwas Gutes gelesen, ein spielendes Kind, einen Schmetterling gesehen … es gibt so viele wundervolle Situationen) überführt man eine Bohne in die rechte Tasche. Am Abend zählt man die Bohnen und macht sich bewusst, dass der Tag positive Augenblicke hatte.
In meiner Kindheit betete meine Mutter abends mit mir und fragte anschließend: „Was war das Schönste heute?" Die Antwort darauf bewirkt ein sicheres Einschlafen.
Sich und die Umwelt zu beobachten, ist eine wichtige Voraussetzung, um mit einer psychischen Krankheit umgehen zu lernen. Den Begriff Achtsamkeit habe ich erst in den letzten Jahren kennengelernt. Er beinhaltet unter anderem, sich und die Umwelt zu beobachten und wahrzunehmen. Mir ist da ein Satz mit den Modewörtern der letzten Jahre eingefallen: „Die Kompetenz Achtsamkeit erlernt zu haben, wirkt sich nachhaltig auf die Gesundheit aus."
Jeder Mensch ist anders. Aber jeder kennt sich selbst am besten. Er weiß, welche Begabungen er hat. Nicht jeder ist sportlich oder musikalisch. Vielleicht lernt er dafür leicht Fremdsprachen. Häufig werden bestimmte Neigungen zum Hobby. Jeder kennt seine guten und schlechten Seiten. Jeder gestaltet sich sein Leben, wie er es am besten findet. Natürlich ist er abhängig von seiner Umwelt. Aber auch diese gehört dazu. Ein gesunder Mensch „fühlt sich in seiner Haut wohl".
Wenn die Welt dir nur noch trostlos und grau vorkommt, dann stimmt etwas nicht. Vielleicht kommen auch Schlaf-

störungen und Gewichtsprobleme dazu. Zu denken, „mein Leben hat keinen Sinn“, ist ein Notfall! Dann werde aktiv und suche dir Hilfe und Rat. Du kannst jederzeit zu einem Hausarzt gehen und von deiner schlechten Stimmung berichten. Er kann dich beraten oder an Fachärzte überweisen. Es gibt Krisentelefone und Selbsthilfegruppen. Du bist nicht allein!
Probleme in der Ehe sind ein schwieriges Thema. Gewalt hat in der Familie nichts zu suchen. Das schreibt sich leicht. Wenn es doch vorkommt, ist es nicht einfach, damit umzugehen.
Ich hatte eine Mitpatientin, die immer wieder von ihrem Mann geschlagen wurde. Ihre Psyche litt darunter so stark, dass sie stationär behandelt werden musste. Der Entschluss, in ein Frauenhaus zu gehen, scheiterte immer wieder. Eine Ehe hat auch gute Seiten. Ich habe gehört, dass der Partner ihr Besserung versprochen hat. Dies wahrscheinlich schon viele Male.
Wenn es Kinder gibt, wird die Situation in einer gewalthaltigen Familie noch komplizierter. Jeder hat bestimmte Verpflichtungen. Man kann nicht einfach ein neues Leben anfangen, aber Probleme können trotzdem angegangen werden. Es muss allerdings die Bereitschaft vorhanden sein, etwas zu ändern.
Um Angstzustände zu verbessern, bedarf es auch eigenen Einsatzes. Sich Schritt für Schritt seinen Ängsten zu stellen, kann man unter Anleitung von Fachkräften lernen. Auch einen Alkoholentzug muss man nicht alleine überstehen. Borderliner können Skills erlernen, die sie vor dem Ritzen schützen.
Heutzutage hat man viele Möglichkeiten, den Computer zu benutzten. Auch hier kann man Hilfe bekommen. Aber es kann auch verwirren oder alles noch schlimmer machen.

Der Computer ist gut, um sich Dinge wie Öffnungszeiten und Adressen herauszusuchen. Er hilft beim Organisieren und bei Kontakten zu Bekannten. Und er weiß sehr viel. Ich warne davor, den Computer als Berater für die Gesundheit zu benutzen. Sich über seriöse Seiten zu informieren, ist gut, aber viele Beschreibungen im Internet sind einfach falsch. Diese können erst recht verunsichern. Ein direkter Kontakt zu Fachpersonal hilft besser.

Es gibt viele Möglichkeiten, sein Leben zu ändern. Manchmal muss man den „inneren Schweinehund" überwinden. Man muss bereit sein, sein Verhalten zu ändern. Es lohnt sich, neue Dinge auszuprobieren. Dafür ist eine Reha gut. Dort kann man Sportarten testen, Entspannungsübungen (progressive Entspannungstherapie nach Jacobsen, Meditation und Yoga) lernen und anregende Informationen erhalten.

Religionen geben Menschen besondere Kraft. Der Glaube kann helfen. In schlechten Zeiten fragen sich die meisten, warum sie leiden müssen. Darauf gibt es keine Antwort. Der Glaube an etwas ist aber häufig eine Stütze für jede Lebenslage.

Manche geben ihrer Depression einen Namen (Metapher). Für Winston Churchill ist es „der schwarze Hund". Vielleicht begegnet er dir und will dich beißen.

Wenn die ganze Welt nur noch freudlos und schlecht erscheint, wird das Leben zur Qual. Deshalb: Lass dir helfen, bevor es zu spät ist!

17. Wer hilft wem

Was mir hilft, hilft nicht zwangsläufig anderen. Meine Krankengeschichte ist eine spezielle, individuelle und einzigartige. Da ich schon lange krank bin, habe ich Erfahrungen gesammelt, mit denen ich arbeiten kann. Auch meine Umwelt hat viele Steine, Spiralen und Achterbahnen miterlebt und kann sie besser einschätzen. Aber jedes Mal sind die Umstände anders, so dass jede Krise eine neue Herausforderung bleibt, der ich aber nicht mehr hilflos gegenübertrete.

Jede Krankheit beginnt irgendwann. Der Betroffene sollte selbst bemerken, dass etwas in seinem Leben nicht stimmt, besonders, wenn Mitmenschen ihn darauf hinweisen. Die Diagnose einer psychischen Krankheit wie Depression können nur Ärzte stellen. Die eigene Einsicht und Akzeptanz einer seelischen Krankheit ist schwieriger als bei anderen Krankheiten. Ärzte, Psychologen und Therapeuten beschäftigen sich objektiv mit Krankheiten. Sie haben ihr Handwerk gelernt. Der Arzt stellt anhand von Untersuchungen, Tests und Laborergebnissen seine Diagnose. Er orientiert sich dabei an vorgegebenen Richtlinien der Medizin. Die Diagnose einer psychischen Krankheit erfolgt erst, wenn körperliche Ursachen ausgeschlossen sind. Eine Differenzialdiagnostik könnte zum Beispiel eine oft vorkommende Schilddrüsenunterfunktion, Autoimmunerkrankungen oder Hirntumore ausschließen.

Die erste Anlaufstelle kann der Hausarzt sein, der an weitere Fachärzte überweisen kann. Es besteht aber die Möglichkeit, auch gleich zu Fachärzten zu gehen. Wie in jedem Beruf gibt es gute und schlechte Ärzte. Diese zu unterscheiden ist nicht einfach. Grundsätzlich kann man sich eine zweite Meinung holen. Adressen und Informationen gibt es im Internet, aber auch die Krankenkassen helfen weiter. Sie sind daran interessiert, dass ihre Mitglieder bestmöglich behandelt werden.

Psychologen arbeiten ebenfalls sachlich. Sie haben gelernt, ihre Patienten emotional distanziert zu behandeln. Das bedeutet nicht, dass man als Patient keine Emotionen zeigen darf. Psychotherapeuten können Emotionen einordnen und beurteilen. Im Gegensatz zu Ärzten haben sie mehr Zeit zum Zuhören, und es können private Probleme besprochen werden. Sie können zuhören, beraten und Tipps geben, aber nicht die Probleme lösen. Es gilt eher, sie zu erkennen und zu lernen, damit umzugehen. Der Mensch ist keine Maschine, an der man Schrauben festziehen kann, und alles ist wieder in Ordnung. Lebewesen sind sehr komplex und individuell. Ärzte und Psychologen behandeln nach Erkenntnissen, die die Menschheit bis heute gesammelt hat. „Wer heilt hat recht", hinterließ uns vor rund 2.500 Jahren der griechische Urvater aller Heilberufe Hippokrates von Kos. Jeder Mediziner kennt dieses Zitat.

Ich vertraue der klassischen Medizin und halte Abstand von alternativen Methoden. Das hängt damit zusammen, dass ich Ärzte in meiner Verwandtschaft habe. Zudem ist eine enge Verwandte, die das gleiche Krankheitsbild hat, in einer wesentlich schlechteren Lebenslage als ich. Sie hat sich mit der anthroposophischen Medizin behandeln lassen. Ich hätte gerne einen Zauberstab, der heilen kann. Ich würde alles dafür geben, um anderen damit helfen zu können. Tabletten können helfen, sollten aber gut hinterfragt werden.

Wie kann das soziale Umfeld einem Menschen mit Depressionen helfen? Jeder kann dazu beitragen, die Bohnenmenge in der rechten Hosentasche seiner Mitmenschen zu vermehren (siehe vorheriges Kapitel). Mit einem Lächeln, netten Worten und einem freundlichen Umgang miteinander. In Situationen, in denen Tränen fließen, ist es gut, ein Taschentuch greifbar zu haben. Wenn man sich in der Lage fühlt, kann man Hilfe anbieten (zum Beispiel einfach zuhören), sollte aber nicht erwarten, dass sie angenommen wird.

Je enger der Kontakt zu einem Mitmenschen mit psychischen Krankheiten ist, desto mehr muss man sich mit dieser Krankheit auseinandersetzen. Dies trifft besonders Personen in einem Haushalt. Je nach Alter sind dies Eltern, Geschwister oder der Lebenspartner und Kinder. Kranke, die allein wohnen, können sich leichter vor Familie und Freunden verstecken, was das Erkennen der Krankheit herauszögern kann.

Mit einem Menschen mit Depressionen zu leben, ist ein Umstand, mit dem nicht jeder umgehen kann. Verhaltensweisen und Emotionen können falsch verstanden werden. Deshalb sollte man über alles miteinander reden und so offen wie möglich mit der Situation umgehen. Sie sollte allerdings nicht immer im Mittelpunkt stehen.

Auch Angehörige, Verwandte und Freunde können sich informieren und Hilfe holen! Man sollte versuchen, die Krankheit so objektiv wie möglich zu sehen, wie Ärzte und Psychologen. Natürlich ist das nicht einfach, denn Gefühle spielen im privaten Leben eine große Rolle. Besonders Lebenspartner beobachten als erste Veränderungen in einer Beziehung, und es trifft sie unmittelbar.

Grundsätzlich sollte klar sein, dass Depressionen keine Launen sind. Der Satz „Stell dich nicht so an“ ist Gift für die Genesung. Akzeptanz und Toleranz sind wichtig. Mitleid hilft auch nicht weiter. Niemand kann etwas für seine Depression, und niemand ist für sie verantwortlich. Es ist eine körperliche und geistige Krankheit. Das Umfeld hat Einfluss auf die Psyche, aber Menschen können unterschiedlich auf äußere Einflüsse reagieren. Jemand kann empfindlich sein, an anderen prallt alles ab. Man spricht von Resilienz, wenn schwierige Lebenssituationen ohne anhaltende Beeinträchtigung überstanden werden. Das Risiko, an einer Depression zu erkranken, ist dann sehr gering.

Mitmenschen, die Erkrankten mit Depressionen helfen wollen, brauchen genügend Kraft. Diese erhält man nur, wenn man an sich selbst denkt, eigene Aktivitäten nicht vernachlässigt und seine Bedürfnisse nicht unterdrückt. Dies ist ein schwieriger Balanceakt.

Kranke und Gesunde brauchen Rückzugsmöglichkeiten. Rückzugsorte und Zeiten der Stille, in denen man ruhig werden und reflektieren kann. In Familien mit Kindern ist das komplizierter einzurichten, da die Kinder, je nach Alter, die Situation nur selten verstehen können. Es ist hilfreich, wenn Verwandte oder Freunde bei der Betreuung von Kindern helfen.

Verwandte sind oft hilfsbereiter als andere Mitmenschen. Ursache ist die familiäre Verbundenheit, Vertrautheit und Verantwortung. Sie machen sich Sorgen um ihre Angehörigen. „Blut ist dicker als Wasser“ … „und transportiert Sauerstoff, Eiweiße, Zucker, Fette, Mineralstoffe, Hormone, Zellen, Antikörper, Gene und vieles mehr.“

In einer depressiven Phase ist man weniger belastbar. Einerseits tut es gut, wenn die anderen Aufgaben im Alltag übernehmen, die in dieser Zeit schwerfallen. Andererseits sollte man dem Kranken nicht alles abnehmen, damit er nicht das Gefühl bekommt, nicht mehr gebraucht zu werden. Wichtig ist, ihn zu motivieren, Dinge zu tun, an denen er Freude hat. Menschen, die sich gut kennen, wissen, welche das sind. Es ist nicht verkehrt, sie gemeinsam auf einer Liste aufzuschreiben. Auch das Schreiben von Tagebüchern kann Gedanken ordnen. Je mehr Mitmenschen lernen, mit der Krankheit umzugehen, desto besser. Ich habe die Erfahrung gemacht, dass es wichtig ist, dass gefragt wird: „Wie geht es dir?“. Es ist leichter, auf eine Frage zu antworten, als quälende Gedanken von sich aus anzusprechen!
In der Psychologie gibt es ein Modell der Persönlichkeit, das sogenannte Big Five (auch Fünf-Faktoren-Modell, FFM). Ihm zufolge existieren fünf Hauptdimensionen der Persönlichkeit - Offenheit für Erfahrungen, Gewissenhaftigkeit, Geselligkeit, Kooperationsbereitschaft und Verletzlichkeit -, in die jeder Mensch eingeordnet werden kann. Je nachdem wie diese Faktoren ausgebildet sind, ergeben sich unterschiedliche Persönlichkeitsprofile. Einen Teil des Charakters bekommt man in die Wiege gelegt. Der andere Teil wird durch das Leben geprägt.
Meist sind junge Menschen offener für Veränderungen als ältere. Dafür haben letztere mehr Erfahrung und wissen, was ihnen guttut.
Einen geselligen Menschen sollte man in einer depressiven Phase darin unterstützen, Kontakte zu halten. Einen nicht geselligen Menschen sollte man nicht zu gesellschaftlichen Ver-

anstaltungen zwingen. Einer gewissenhaften Person, die organisiert, planend und überlegt handelt, sollte viel Struktur gegeben werden (zum Beispiel Wochenplan s.o.). Neugierigere und wissensdurstige Typen sind empfänglich für Anregungen und Aufregungen. Man sollte allerdings bedenken, dass es bedingt durch die Krankheit möglich wäre, dass Eindrücke schlechter verarbeitet werden können. Überforderung und Unterforderung wirken negativ.

Allgemein sollte Aktivität gefördert werden. In jedem Menschen stecken unerwartete Kräfte. Dies kann unter anderem Kreativität sein. Beim Handwerken, Basteln und Schreiben können schöne Dinge entstehen. Es gilt, diese Fähigkeiten zu entdecken und zu fördern. Musikalische Menschen finden Ressourcen in der Musik, vielleicht im Spielen eines Instrumentes. Sprachbegabte finden im Erlernen von anderen Sprachen Freude. Es könnte damit verbunden werden, ein entsprechendes Reiseziel zu planen.

Wir alle sollen Sport treiben! Besonders bei psychischen Krankheiten wird das empfohlen. Man spürt den eigenen Körper, und es werden Endorphine (Glückshormone) ausgeschüttet. Diejenigen, die wirklich unsportlich oder körperlich eingeschränkt sind, sollten dazu aber nicht gezwungen werden.

In der Arbeitswelt gibt es viele Faktoren, die psychisch Kranke beeinflussen. Sie kann ein großes Problem sein, wenn man unzufrieden mit ihr ist, oder hilfreich sein im Sinne einer Selbstbestätigung oder Struktur im Leben. Arbeiten gehen sichert finanzielle Existenz, so dass viele Bürger von ihr abhängig sind. Bei einer chronischen Krankheit kann es zu langem Arbeitsausfall kommen. Die Angst, die Beschäftigung zu verlieren, ist bei psychisch Kranken besonders ausgeprägt, da sie eher pessimistisch denken. Vertrauenspersonen oder der Betriebsrat können Ansprechpartner sein. Wie man andere Arbeitskollegen mit einbezieht, ist abhängig von der jeweiligen Situation.

Grundsätzlich gibt es auch am Arbeitsplatz Möglichkeiten der Hilfe. Krankschreibungen geben für eine gewisse Zeit Entlastung. Nach einer langen Krankheitsphase gibt es die Möglichkeit, mit dem „Hamburger Modell" wieder zu beginnen. Auch über eine Reha kann man sich Gedanken machen. Man kann als psychisch Kranker eine Schwerbehinderung beantragen.

Nicht immer gelingt es, den Arbeitsplatz zu erhalten. Man kann auch ohne Arbeit leben, denn es gibt in Deutschland das Sozialsystem, so dass keiner auf der Straße leben muss. Man muss sich dann allerdings einschränken. Es gibt viele Wege, man muss sie nur kennen und gehen. „Wo sich eine Tür schließt, öffnet sich eine andere." (Molière)

Ein psychisch kranker Mensch kann Verantwortung übernehmen. Dies kann ihn aber auch sehr belasten. Wenn es möglich ist, kann man ihn entlasten. Man kann ihm Hilfe anbieten, er muss sie allerdings auch annehmen. Es wäre möglich, dass ihm das nicht gelingt. Wenn der innere Druck zu groß wird, verschwinden Gefühle, die Verantwortung und die Wichtigkeit der Welt. Der Wunsch wird immer größer, nicht mehr existieren zu wollen, und die Gedanken kreisen um den Tod. Und wenn dann das Schlimmste, der Suizid (Selbstmord, Freitod) eintrifft, ist keiner daran schuld. Keiner braucht sich Vorwürfe zu machen. „Was wäre gewesen, wenn?", macht einen Menschen nicht mehr lebendig. Wenn er überlebt hat, ist es wichtig, eine Antwort auf die Frage zu finden, wie geholfen werden kann. Depressionen können sein wie ein unheilbarer Krebs. Jeder sollte akzeptieren, dass es jeden treffen kann. Wenn das Schicksal hart zuschlägt, muss man damit leben.

18. Ich forsche, also bin ich

Jahrelang kämpfe ich, wie beschrieben, mit meiner Depression. Ich habe sie akzeptiert und bin den Anweisungen der Ärzte gefolgt. Aber nun möchte ich sie mehr verstehen. Nicht nur anhand der Symptome behandeln, sondern den biologischen Ursachen auf den Grund gehen. Welche Faktoren spielen bei mir eine Rolle? Brauche ich wirklich Medikamente? Wenn ja, welche helfen mir am besten? Individuelle Medizin wird durch unseren wissenschaftlichen Fortschritt immer besser.

Den genauen anatomischen Aufbau des Nervensystems, die Funktionen der Hirnareale und deren Physiologie möchte ich verstehen lernen. Durch mein Studium habe ich eine gute Grundlage. Ich kenne mich in der Zellbiologie, Molekularbiologie und Genetik aus. Und ich kenne die Wissenschaft und ihre Forschung.

Heutzutage vermitteln Bücher in der Forschung nur „altes" Wissen. Aber es ist fest etabliertes Wissen, das seit Jahrzehnten oder Jahrhunderten Bestand hat. Zum Einarbeiten in ein Thema reicht es aus und bildet die Grundvoraussetzung, um speziellere Themen zu verstehen.

Studenten lernen heutzutage teilweise ohne Bücher. Es werden ihnen über den Computer Wissensinhalte vermittelt.

Die neuesten Informationen aus der Forschung erhält man aus Zeitschriften und Veröffentlichungen. Ein Naturwissenschaftler wird anhand der Anzahl seiner „Paper" (Fachpublikationen) bewertet. Es geht darum, wie viele er in welchen Zeitschriften veröffentlicht hat. Je besser die Zeitschrift, desto höher ist ihr Impaktfaktor (IF ist eine errechnete Zahl zur Bewertung von Fachzeitschriften, die wiedergibt, wie häufig ein Artikel im Durchschnitt pro Jahr zitiert wurde). Die angesehensten Journale sind „Nature“ und „Science“. Viele Wissenschaftler haben einen befristeten Arbeitsvertrag und stehen daher unter Druck, möglichst viel zu publizieren. Ihre Karriere ist abhängig von den Veröffentlichungen. Deshalb kann es vorkommen, dass Quantität vor Qualität geht.

Die Sprache der Wissenschaft ist Englisch. Leider bin ich nicht gut in Fremdsprachen, so dass das für mich ein Problem darstellt. Ich kann so einigermaßen die Zusammenhänge erfassen, aber viele Details entgehen mir. Deshalb hoffe ich, dass Übersetzungsprogramme besser werden. Derzeit sind sie noch mangelhaft.

Seit meinem Studium bin ich Abonnent der Zeitschrift „Spektrum der Wissenschaft“. Hier bekomme ich interessante Anregungen. Vor einem Jahr habe ich überlegt, die Zeitschrift abzubestellen. Ich konnte aus gesundheitlichen Gründen, wie ich im Kapitel „Schlimmer geht immer“ beschrieben habe, die Artikel nicht mehr lesen, geschweige denn begreifen und verstehen. Zum Glück habe ich sie nicht gekündigt. Ich lese wieder ein paar Berichte und begeistere mich über die Inhalte.

Derzeit interessieren mich überwiegend die Artikel mit den Themen Molekularbiologie, Zytologie (Lehre von Zellen), Physiologie und Genetik. Mein Bestreben, mich mehr mit meiner Krankheit zu befassen, lenkt meine Aufmerksamkeit besonders in die Bereiche Neurologie und Psychiatrie. Über die Psychologie wird auch sehr viel geschrieben. Für mich wird diese nur interessant sein, wenn sie mit medizinischen Daten verbunden ist.

Forschungsergebnisse entstehen häufig durch statistische Auswertung. Dabei werden bestimmte Versuchsgruppen verglichen und über Wahrscheinlichkeiten berechnet, ob Zusammenhänge bestehen. So entstehen wissenschaftlich bewiesene Daten, die gerne veröffentlicht werden. Ein geflügeltes Wort unter Forschern ist: „Glaube keiner Statistik, die du nicht selber gefälscht hast.“ Zahlen sollte man also sehr kritisch betrachten.

In der medizinischen Forschung bestehen Versuchsgruppen aus Probanden (Testpersonen, Patienten), Tieren oder Zellen. Erstere sind für die Pharmaindustrie besonders von Interesse. Sind es doch die abschließenden Untersuchungen (Phasen I-III), die bei positiven Ergebnissen zur Freigabe von Medikamenten führen. Damit verdienen Firmen ihr Geld. Man darf nicht vergessen, dass hiervon große Summen der Entwicklungskosten bezahlt werden.

Die Pharmalobby hat großen Einfluss auf unser Gesundheitssystem. Natürlich ist es wichtig, neue Medikamente zu entwickeln, aber wie sie genau wirken, was sie im menschlichen Körper verändern und umformen, ist nur ansatzweise verstanden. Wie reagiert ein Patient individuell auf den Wirkstoff? Gerade bei Psychopharmaka geschieht die Verschreibung anhand psychischer Symptome des Patienten, nicht anhand anatomischer oder physiologischer Untersuchungen.

Der Unterschied zwischen Menschen und Tieren ist äußerlich gut erkennbar. Genetisch unterscheiden sie sich allerdings sehr wenig. So sind Organe, Gewebe und Zellen ähnlich aufgebaut und haben gleiche Funktionen. Eine neuere Methode besteht darin, spezielle Zellen zu kultivieren. Viele Wissenschaftler arbeiten mit Zellkulturen. Diese sollen in Zukunft Tierversuche ersetzen.

Zellkulturen bestehen aus Zellen, die von Pflanzen, Tieren oder Menschen isoliert wurden. Primärzellen leben nur wenige Wochen. Stabile Zelllinien werden hergestellt aus Zellen, die nicht sterben (immortalisiert), wenn man sie regelmäßig pflegt. Es ist auch möglich, sie in flüssigem Stickstoff bei - 196°C einzufrieren. Es gibt pflanzliche, tierische und menschliche Zelllinien. Letztere versucht man aus unterschiedlichen Geweben wie Haut, Leber und Herz herzustellen. Dazu müssen die verschiedenen Wachstumsbedingungen gefunden werden.

Immer mehr Zellkulturen von menschlichen Geweben werden entwickelt. Das heißt nicht, dass man derzeit ganze Nieren herstellen kann, aber es wird daran gearbeitet. Man kann verschiedene Zellarten züchten und damit experimentieren. Im Bereich der Pharmakologie kann man zum Beispiel Medikamente zu diesen Zellen geben und dokumentieren, was geschieht.

HeLa-Zellen (menschliche Epithelzellen eines Zervixkarzinoms) waren die ersten menschlichen unsterblichen Zellen in der Zellkultur. 1951 wurden sie aus einer Biopsie der Patientin Henrietta Lacks gewonnen. Diese Krebszellen werden noch heute verwendet und die meisten Wissenschaftler kennen ihren Ursprung nicht. Das Buch „Die Unsterblichkeit der Henrietta Lacks“ (Skloot 2012) entstand durch eine Recherche von Rebecca Skloot und ist sehr zu empfehlen. Es beschreibt die Umstände der Familie Lacks und wirft ethische Fragen auf.

„Die Ethik ist jener Teilbereich der Philosophie, der sich mit den Voraussetzungen und der Bewertung menschlichen Han-

delns befasst“ und ist das methodische Nachdenken über die Moral. (Quelle: Ethik - https://de.wikipedia.org)
Darf man Zellen ewig für die Forschung benutzten, obwohl die Spenderin nicht wusste, dass sie sich weltweit verbreiten? Dürfen ihre persönlichen Daten, ihr Genom, verkauft werden? Im Nachhinein wurde die Familie aufgeklärt und hat nun Rechte zur Mitbestimmung.
Das Genom dieser Patientin wird millionenfach vervielfältigt und für die Forschung benutzt. Wahrscheinlich haben die HeLa-Zellen, die heutzutage verwendet werden, ein verändertes Genom. Zellen, die sich ständig teilen, mutieren. Das Erbgut von HeLa-Zellen wurde 2013 entschlüsselt. Allerdings müssen Forscher Anträge stellen, um mit diesen Informationen arbeiten zu dürfen. Ein Ausschuss, in dem auch Mitglieder der Familie Lacks sitzen, berät über diese Anträge.
2001 wurde das menschliche Genom im Rahmen des Humangenomprojekts (HGP Human Genome Project) vollständig entschlüsselt (Figure 6: Cover of Nature Human Genome Issue, Published on 15 February 2001. | Nature). Hierzu wurden weltweit Daten gesammelt. Für die Entschlüsselung ist eine Methode der sogenannten PCR (Polymerase-Kettenreaktion, englisch polymerase chain reaction) notwendig. Die Erbsubstanz (deutsch: DNS-Desoxyribonukleinsäure, englisch: DNA-deoxyribonucleic acid) wird vervielfältigt und kann dann abgelesen (sequenziert) werden.
Die Gentechnik beinhaltet Methoden, um Erbgut zu verändern. Bei Pflanzen und Tieren wird das schon seit Jahrzehnten praktiziert. Häufig werden für die Methoden veränderte Bakterien benutzt, deren DNS in andere Organismen eingeführt wird. Bis vor kurzem war dies allerdings noch nicht gezielt

möglich. Die DNS wurde willkürlich in das Zielgenom eingebaut. Seit 2012 ist die CRISPR/Cas-Methode veröffentlicht. Gene können mit diesem System gezielt eingefügt, entfernt oder ausgeschaltet werden. Die Forscherinnen Emmanuelle Charpentier und Jennifer Doudna haben dafür 2020 den Nobelpreis bekommen. Dieses Werkzeug ermöglicht es, die Gentechnik rasant zu beschleunigen. Genetisch umgewandelte Pflanzen werden schon in vielen Ländern angebaut. Das gezielte Verändern des menschlichen Genoms wird durch die neue Methode viel einfacher. Wie weit darf man gehen? Die Menschheit muss sich nun ethisch intensiver mit dieser Frage beschäftigen.

Mein Studium habe ich vor über 20 Jahren abgeschlossen. Seitdem ist so viel Neues erforscht worden. Dadurch, dass ich beruflich im Labor arbeite, habe ich teilweise die Entwicklung miterlebt. Die Menschheit steht am Anfang. Das Gehirn ist weiterhin ein Rätsel, dessen Lösung in vielen Ansätzen untersucht wird. Hierzu lese ich Begriffe wie Konnektomik, Neuroantomik, Synaptom etc., die teilweise Google nicht kennt. Es gibt Theorien, dass Dehnung und Druck die Reizweiterleitung an den Nervenzellen beeinflussen. Ein limbisches System oder das Immunsystem könnte zur Gehirnsteuerung beitragen.

Vielleicht spielen auch Mikroorganismen eine Rolle. Führen vielleicht Krankheitserreger zu psychischen Krankheiten? Oder hat das Mikrogenom (Bakterien im Darm) eine Auswirkung auf das Gehirn? Welche Funktion hat die Blut-Hirn-Schranke genau?

Science-Fiction-Filme erfassen schon gedanklich, was alles noch auf uns zukommen kann. Raumschiffe reisen durch Galaxien und treffen auf Schwarze Löcher oder Wurmlöcher.

Warp-Antrieb, Zeitreisen und Beamen ist möglich. Es gibt Roboter, Hologramme und Phantasiewesen. Unterschiedlichste Waffensysteme werden eingesetzt. Essen kommt nicht aus der Mikrowelle, sondern aus dem Replikator. Für die medizinische Diagnostik gibt es Geräte, die den Körper abscannen. Die Behandlung von Krankheiten geht schnell. Die Filme sind spannend und erschreckend gleichzeitig, denn wir wissen nicht, was davon wahr wird.

Für mich persönlich ergeben sich durch die rasante Entwicklung der Forschung Möglichkeiten, meine Krankheit, die bipolare Störung, genauer zu ergründen. Hierfür gilt es für mich herauszufinden, welche Methoden in der Neurologie und Psychiatrie dem aktuellsten Forschungsstand entsprechen. In dem Film „Das dunkle Gen“ (2016) schildert der Mediziner Frank Schauder einen ähnlichen Weg.

Kann durch Untersuchungen die genauere Ursache meiner Krankheit geklärt werden? Daraus ergibt sich die Hoffnung, dass ich gezielter behandelt werden kann. Dies bezieht sich besonders auf Medikamente. Sind sie überhaupt notwendig? Manchmal denke ich, ich vergifte mit ihnen meinen Körper.

Vielleicht kann auch die Untersuchung von Zellproben oder meiner Gene weiterhelfen. Grundsätzlich bin ich nicht dagegen. Das wäre dann meine BNA (biographische DNA oder bDNA [erfunden]). Die BNA Sequenz ist wie ein persönliches Buch. Wichtiger ist eigentlich, was davon gelesen wird, welche Gene verwendet werden. Genexpression (kurz Expression oder Exprimierung) bezeichnet, wie die genetische Information eines Gens (Abschnitt der DNA) zum Ausdruck kommt und in Erscheinung tritt, also wie der Genotyp eines Organismus oder einer Zelle als Phänotyp (Erscheinungsbild) ausge-

prägt wird. Also welches Geschlecht, welche Augenfarbe oder Körperformen und sehr vieles mehr. Umwelteinflüsse wirken sich auf den Phänotyp aus, so dass die Kenntnis der Gene nur ein weiterer Baustein in der Entdeckung der Natur ist. Die Epigenetik, die sich mit der Markierung des Erbguts beschäftigt, ist ein neues Forschungsgebiet. Welche Erkenntnisse wird sie bringen?
Forschung fasziniert mich. In meinem Gehirn lebt ein „Forschergeist“. Ich bin neugierig, was die Zukunft uns - mir - bringen wird. Welche Entdeckungen werden die Menschen in den nächsten Jahrzehnten machen? Werde ich davon profitieren? Ich weiß, dass ich nicht geheilt werde, aber vielleicht steigt meine Lebensqualität.

19. Quellenverzeichnis

Bücher

Bursch, P. (2020): Peter Bursch's Gitarrenbuch: Mit bekannten Liedbeispielen aus: Pop, Folk, Rock + Blues: Von kinderleicht bis ganz schön stark: DVD. Voggenreiter Verlag, Wachtberg

Dethlefsen, T. und R. Dahlke (2015): Krankheit als Weg: Deutung und Be-Deutung der Krankheitsbilder. Goldmann TB

Haig, M. und S. Zeitz (2016): Ziemlich gute Gründe, am Leben zu bleiben. dtv Verlagsgesellschaft mbH & Company KG

Harari, Y.N. und A. Wirthensohn (2017): Homo Deus: Eine Geschichte von Morgen. C.H.Beck

Harari, Y.N. und J. Neubauer (2013): Eine kurze Geschichte der Menschheit. Deutsche Verlags-Anstalt

Hummels, C. (2020): Mein Umweg zum Glück: Sei mutig, echt und einzigartig. Benevento

Johnstone, M. (2022): Mein schwarzer Hund: wie ich meine Depression an die Leine legte. 19. Auflage. Kunstmann, München

Meckel, M. (2010): Brief an mein Leben: Erfahrungen mit einem Burnout. 2. Auflage. Rowohlt TB

Meierhenrich, N (2018): Wenn Liebe nicht reicht: Wie die Depression mir den Vater stahl. Edel Books - Ein Verlag der Edel Germany GmbH

Skloot, Rebecca. (2012): Die Unsterblichkeit der Henrietta Lacks: Die Geschichte der HeLa-Zellen. Übersetzt von Sebastian Vogel. Goldmann Verlag, München

Staudt, V. und R. Erdorf (2014): Die Geschichte meines Selbstmords und wie ich das Leben wiederfand. Nieuw Amsterdam

Violence, V. van (2018): Meine Freundin, die Depression: Wie ich mich meiner Krankheit stellte und so zu mir selbst fand. mvg Verlag

Wendt, A. (2016): Du Miststück: meine Depression und ich. Fischer Taschenbuch

Zingerle, R (2018): Tagebuch eines Depressiven: Ein autobiografischer Ratgeber für Betroffene, Gefährdete und ihre Angehörigen. Edition Z

DVDs

Das dunkle Gen (2016). Indigo

Spiegel TV DVD Nr. 32 (2011): Die gestresste Seele - Ausgebrannt, Depression, Burnout. Spiegel, Hamburg

Internetquellen

„Achterbahn der Gefühle: Die 7 Phasen von Lebenskrisen". https://karrierebibel.de/achterbahn-der-gefuehle/ (letzter Zugriff 2. Januar 2023).

„Aktivitäten des täglichen Lebens". Wikipedia. https://de.wikipedia.org/w/index.php?title=Aktivit%C3%A4ten_des_t%C3%A4glichen_Lebens&oldid=199430252 (letzter Zugriff 15. Oktober 2020).

„Andreas Biermann (Fußballspieler, 1980)". 2022. Wikipedia. https://de.wikipedia.org/w/index.php?title=Andreas_Biermann_(Fu%C3%9Fballspieler,_1980)&oldid=225182802 (letzter Zugriff 2. Januar 2023).

Ärzteblatt, siehe Schätzler, Dr. med. T.

„Burn-out Entwicklung nach Freudenberger | Burnout Prävention". https://burn-out-praevention.net/burn-out-entwicklung-nach-freudenberger/ (letzter Zugriff 15. Oktober 2020).

„Ergotherapie". Wikipedia. https://de.wikipedia.org/w/index.php?title=Ergotherapie&oldid=227851395 (letzter Zugriff 2. Januar 2023).

„Ethik". Wikipedia. https://de.wikipedia.org/w/index.php?title=Ethik&oldid=229117943 (letzter Zugriff 2. Januar 2023).

„Figure 6: Cover of Nature Human Genome Issue, Published on 15 February 2001. | Nature". https://www.nature.com/articles/nature01403/figures/6 (letzter Zugriff 15. Oktober 2020).

„Krankheit". Wikipedia. https://de.wikipedia.org/w/index.php?title=Krankheit&oldid=203110623 (letzter Zugriff 15. Oktober 2020).

Nature-Ausgabe 15. Februar 2001, siehe unter „Figure 6"

„Medizin". https://flexikon.doccheck.com/de/Medizin (letzter Zugriff 15. Oktober 2020).

„Robert Enke". Wikipedia. https://de.wikipedia.org/w/index.php?title=Robert_Enke&oldid=203927867 (letzter Zugriff 15. Oktober 2020).

Schätzler, Dr. med. T. (13. Februar 2016 um 14:10): WHO - Abschied von einer „Gesundheits"-Definition zwingend! - Kommentar zum Artikel von Zylka-Menhorn, Dr. med. V. (2016): Globaler Gesundheitsnotstand: WHO – Mal zu spät, mal zu früh?. https://www.aerzteblatt.de/forum/116500 (letzter Zugriff 15. Oktober 2020).

Todesursachen. https://de.statista.com/statistik/daten/studie/318378/umfrage/anzahl-der-suizide-in-deutschland-im-vergleich-zu-ausgewaehlten-todesursachen/ (letzter Zugriff 15. Oktober 2020).

„Was ist eine Bipolare Erkrankung? - www.neurologen-und-psychiater-im-netz.org". https://www.neurologen-und-psychiater-im-netz.org/psychiatrie-psychosomatik-psychotherapie/erkrankungen/bipolare-erkrankungen/was-ist-eine-bipolare-erkrankung/ (letzter Zugriff 15. Oktober 2020).

WM-Gold-Kür von Aljona Savchenko und Bruno Massot I Eiskunstlauf WM 2018 Mailand - ZDF. https://www.youtube.com/watch?v=CMwE5rWbYh4 (letzter Zugriff 15. Oktober 2020).

Die Autorin

Carena Teufelhart, geboren am 03.03.1969, ist im Rhein-Main-Gebiet aufgewachsen.

Nach dem Abitur machte sie eine Ausbildung zur Kinderkrankenschwester in Frankfurt und studierte anschließend Biologie in Mainz. Mit ihrem zukünftigen Ehemann zog sie 1996 nach Berlin, wo ihre Krankengeschichte mit schweren Depressionen begann. Vor der Geburt ihres Sohnes hatte sie ihren ersten stationären Aufenthalt in einer Psychiatrie. Weitere Krankenhausaufenthalte folgten. Trotzdem hat sie es geschafft, ein weitgehend normales Leben zu führen und beruflich im biotechnologischen Bereich zu arbeiten.

Buchempfehlung

Sie glaubte, in einer normalen Beziehung zu leben.
Sie war überzeugt davon, alle Probleme seien lösbar.
Sie ging davon aus, dass Trauer Menschen vereint.
Doch die Realität lehrte Sie das Gegenteil.

Dieser Roman erzählt, wie das Leben sie zurück ins Licht geleitete.

„Suizid – Die Rückkehr des Lichts"
Eine wahre Geschichte über Sucht und Coabhängigkeit.

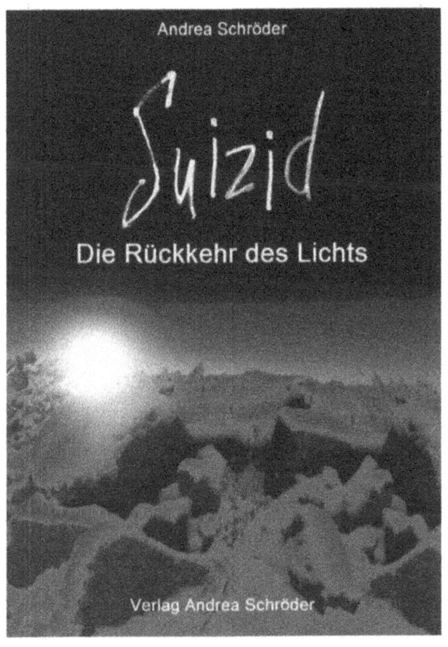

ISBN:
Print: 978-3-944990-05-7
e-book: 978-3-944990-42-4

Der Verlag

Unsere Bücher, Projekte und Veranstaltungen sind da, um Mut zu machen, Hoffnung zu spenden, Ihnen ein Lächeln ins Gesicht zu zaubern, Kinder zu fördern und die Welt ein klein bisschen schöner zu machen.

Weitere Informationen finden Sie unter:

https://www.verlag-andreaschroeder.com

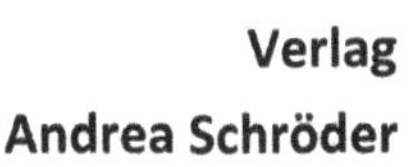

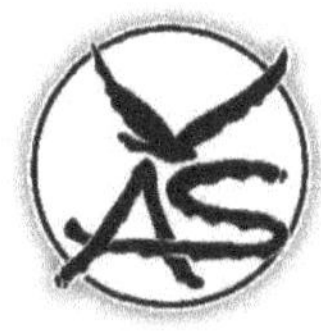

Wir machen die Welt ein klein bisschen schöner.